DK PRAXIS

# MIGRÄNE & KOPFSCHMERZEN

DK PRAXIS

# MIGRÄNE & KOPFSCHMERZEN

DR. MARCIA WILKINSON UND
DR. ANNE MACGREGOR

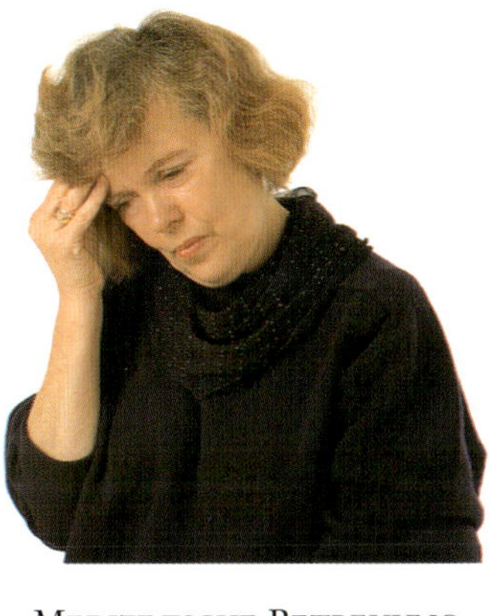

MEDIZINISCHE BETREUUNG
DR. TONY SMITH

Dorling Kindersley Praxis

# HINWEIS

Dieses Buch soll ärztlichen Rat nicht ersetzen, sondern interessierten PatientInnen, die mehr über ihren Zustand wissen wollen, als Ergänzung dienen.

Bevor Sie sich irgendeiner Behandlung unterziehen, **sollten Sie stets Rücksprache mit Ihrem Arzt halten.**

Bedenken Sie vor allem auch, dass in unserer schnelllebigen Zeit medizinische Fortschritte an der Tagesordnung sind und somit einige der in diesem Buch enthaltenen Informationen über Medikamente und Behandlungsformen sehr schnell überholt sein können.

**Bitte beachten Sie:**
Die Autorinnen bedauern, keine Korrespondenz mit Lesern aufnehmen zu können.

**DORLING KINDERSLEY**

**Lektorat** Mary Lindsay
**Gestaltung** Sarah Hall
**Projektbetreuung** David Tombesi-Walton
**Design** Laura Watson
**DTP-Design** Jason Little
**Herstellung** Michelle Thomas

**Cheflektorat** Stephanie Jackson
**Chefbildlektorat** Nigel Duffield

Produziert für Dorling Kindersley von
Design Revolution, Brighton
**Chefredaktion** Ian Whitelaw
**Gestaltung (verantwortlich)** Fiona Roberts
**Redaktion** Julie Whitaker
**Gestaltung** Vanessa Good

Die Deutsche Bibliothek – CIP-Einheitsaufnahme

Ein Titeldatensatz für diese Publikation ist bei der Deutschen Bibliothek erhältlich.

Titel der englischen Originalausgabe:
Family Doctor Guide to Migraine and Other Headaches



**Übersetzung** Katrin Ritter
**Redaktion** Katrin Ritter, Redaktionsbüro Maryna Zimdars, München
**Satz** Easy Pic Library GmbH, München

ISBN 3-8310-0036-0

Besuchen Sie uns im Internet
**www.dk.com**

# Inhalt

# Schmerzformen

*Fast alle Menschen haben irgendwann einmal in ihrem Leben Kopfschmerzen. Doch unterscheiden sich die Beschwerden sehr: So vielfältig wie die Ursachen sind auch die Formen.*

Oft sind Kopfschmerzen schon bald nach ihrem Auftreten wieder vergessen: Ist die Grippe auskuriert, so verschwinden auch sie, und selbst ein »Kater« ist in einigen Stunden vorbei. Da der Grund für die Schmerzen offensichtlich ist, besteht für die Betroffenen kein Anlass zur weiteren Sorge.

Die Ursachen für viele andere Kopfschmerzformen sind nicht so einfach zu klären. Das kann verunsichern und die Angst vor einer ernsten Erkrankung wachsen lassen. Zum Glück sind Kopfschmerzen jedoch meist kein Anzeichen für eine schwere Krankheit, etwa für einen Hirntumor oder einen Schlaganfall.

Bei etwa drei Vierteln auch der chronisch auftretenden Kopfschmerzen liegt keine organische Erkrankung vor; Rat für die geeignete Behandlung finden Sie bei Ihrem Hausarzt.

Je genauer Sie ihm die Beschwerden beschreiben können, desto besser ist er in der Lage, sich ein Bild über Ihre Kopf-

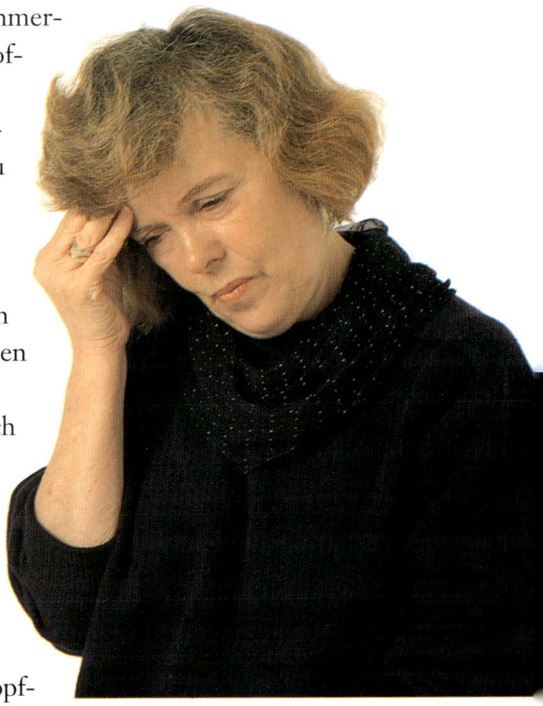

Häufige Beschwerde
*Überforderung, Lärm, starke Beanspruchung der Augen, zu viel Alkohol, aber auch eine Reihe anderer Faktoren können zu Kopfschmerzen führen.*

schmerzen zu machen; körperliche Untersuchungen helfen hingegen meist wenig weiter. Aber wie kann Ihr Hausarzt entscheiden, ob es sich in Ihrem Fall z. B. um eine Migräne oder um Spannungskopfschmerzen handelt? Die nun folgenden Berichte über verschiedene Arten von Kopfschmerzen geben Ihnen Anhaltspunkte dafür, welche Informationen er zu einer solchen Diagnose braucht.

Einfluss der Hormone
*Während der Schwangerschaft hatte Frau S. nur wenige Migräne-Anfälle, doch nach der Stillzeit nahmen sie wieder zu.*

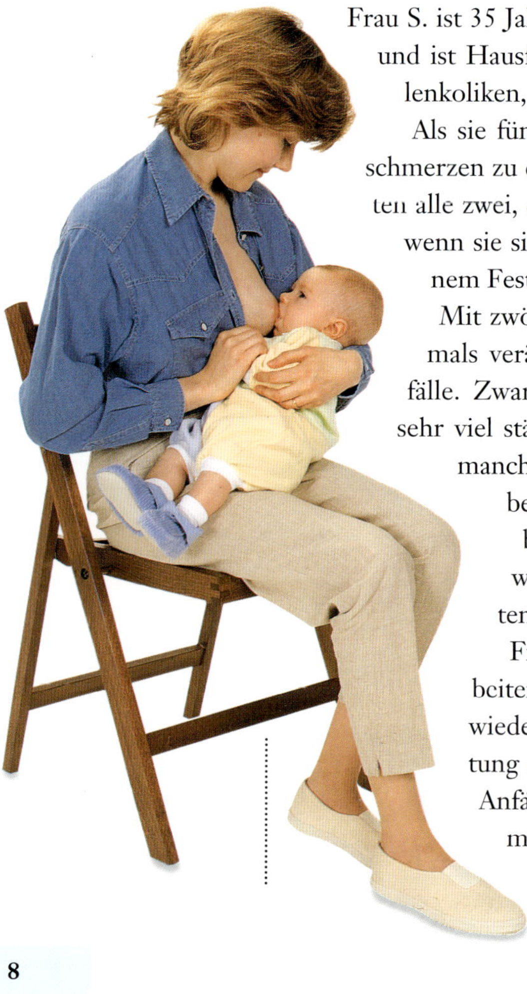

### Fall 1: **MIGRÄNE-ANFÄLLE**

Frau S. ist 35 Jahre alt, verheiratet, hat drei Kinder und ist Hausfrau. Im Kindesalter hatte sie Gallenkoliken, und im Auto wurde ihr häufig übel. Als sie fünf war, gesellten sich leichte Kopfschmerzen zu den Gallenkoliken. Die Anfälle traten alle zwei, drei Monate auf – oft gerade dann, wenn sie sich besonders freute, weil sie zu einem Fest oder in den Zirkus gehen durfte.

Mit zwölf hatte sie ihre erste Periode. Damals veränderten sich die Kopfschmerzanfälle. Zwar wurden sie nicht häufiger, doch sehr viel stärker; außerdem war ihr übel, und manchmal musste sie sich sogar übergeben. Gegen Ende der Teenagerzeit besserten sich die Kopfschmerzen wieder und traten dann nur noch selten auf.

Frau S. began, als Sekretärin zu arbeiten. Die Kopfschmerzen kamen nun wieder häufiger. Sie nahm zur Verhütung die »Pille« und bemerkte, dass die Anfälle oft mit ihrer Periode zusammenfielen. Mit 23 heiratete sie und bekam ein Jahr später ihr erstes

Kind. Während jeder der insgesamt drei Schwangerschaften hatte sie kaum Kopfschmerzanfälle, aber nach den Stillzeiten wurden es wieder mehr. Sie dauerten meist ein bis zwei Tage und »überfielen« sie aus heiterem Himmel. Es konnte passieren, dass sie alle zwei Wochen einen Anfall hatte, dann wieder geschah für mehrere Monate nichts.

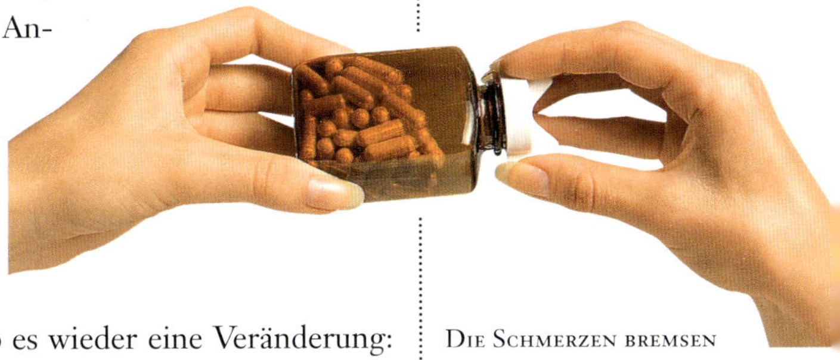

Bei der Geburt ihres dritten Kindes war Frau S. 32. Die Schmerzen kehrten zurück, jedoch gab es wieder eine Veränderung: Sie traten nun häufig während der Periode auf, obwohl sie nicht mehr die »Pille« einnahm. Vor den Anfällen musste sie ständig gähnen, fühlte sich müde und war leicht aus dem seelischen Gleichgewicht zu bringen. Manchmal sah sie Lichtblitze, oder es flimmerte vor ihren Augen, bald darauf begann – immer nach demselben Muster – der Anfall: heftige Schmerzen auf der rechten Kopfseite, dann Übelkeit und Erbrechen. Oft wachte sie morgens mit Kopfschmerzen auf; diese hielten dann an, bis sie endlich wieder ins Bett gehen konnte.

Der Hausarzt riet Frau S., ein Mittel gegen Übelkeit zu nehmen, sobald sie spüre, dass die Kopfschmerzen heraufziehen, zehn Minuten später dann eine höhere Dosis Azetylsalizylsäure oder Paracetamol. Er empfahl ihr, die Medikamente immer bei sich zu tragen. Frau S. hat inzwischen festgestellt, dass sie ihre Migräne-Anfälle mit dieser einfachen Behandlung in Schach halten kann. Sie führt nun ein spezielles Tagebuch, um herauszufinden, was die Migräne in ihrem Fall begünstigt. Das ermöglicht ihr, Anfällen in Zukunft vorzubeugen.

Die Schmerzen bremsen
*Frau S. kann ihre Migräne-Anfälle abschwächen, wenn sie gleich zu Beginn Medikamente gegen Übelkeit und kurz darauf Azetylsalizylsäure bzw. Paracetamol einnimmt.*

SEELISCHE SPANNUNGEN
*Kopfschmerzen werden häufig durch psychische Probleme ausgelöst; im Fall von Frau J. besserten sie sich durch die Behandlung ihrer depressiven Verstimmungen.*

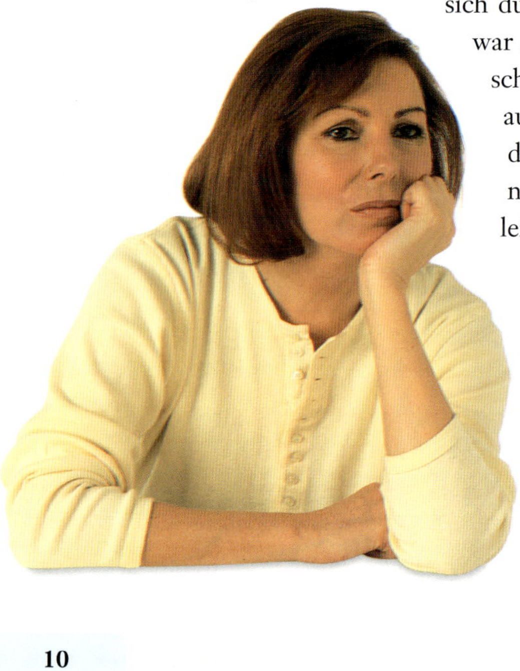

**Fall 2: SPANNUNGSKOPFSCHMERZEN**

Frau J. ist 36 Jahre alt und arbeitet in einer Immobilienfirma. Zwar hatte sie auch früher bisweilen Kopfschmerzen, doch half dann ein einfaches Schmerzmittel. Ihre Gesundheit war immer gut, und zu ihrem Hausarzt musste sie letztes Jahr nur einmal wegen einer Bronchitis.

In den vergangenen Monaten machte sie sich allerdings zunehmend Sorgen: Ihr Mann sowie einige ihrer Freunde hatten in dieser Zeit ihre Arbeitsplätze verloren, und nun fürchtete sie, auch ihre Stelle wäre nicht mehr sicher.

Anfangs hatte sie ein oder zwei Mal die Woche Kopfschmerzen, dann wachte sie schließlich jeden Morgen damit auf. Sie waren dumpf und drückend, als säße der Kopf in einem Schraubstock. Schmerzmittel linderten die Beschwerden soweit, dass sie zur Arbeit gehen konnte, aber nach ein paar Stunden kehrten die Kopfschmerzen zurück. Unkonzentriert und müde kämpfte sie sich durch den Tag. Wenn etwas schief ging, war sie sofort den Tränen nahe. Sie schlief schlecht ein, wachte viel zu früh wieder auf, und tausend Sorgen gingen ihr dann durch den Kopf. Ihr Mann war immer noch arbeitslos, und ihr Einkommen allein reichte kaum, um die aufgenommene Hypothek zu zahlen.

Schließlich ging sie zu ihrem Hausarzt. Er diagnostizierte eine depressive Verstimmung und riet ihr zu einer medikamentösen Therapie. Einen Monat nach Behandlungsbeginn besserten sich die Kopfschmerzen. Frau J. hatte ein Gespräch mit ihrem Vorgesetzten, das ihr neues berufliches Vertrauen gab. Ihr Mann fand vorübergehend Arbeit – wie es weitergehen wird, ist allerdings ungewiss. Jedoch versucht Frau J. nun, sich auf die Gegenwart zu konzentrieren und nicht mehr über all jene Dinge nachzugrübeln, die in Zukunft auf sie zukommen könnten.

**Kopfschmerzen ohne ernste organische Ursache**

- Migräne
- Spannungskopfschmerzen
- Kopfschmerzen durch Muskelverspannungen im Nackenbereich

Fall 3: **MUSKELVERSPANNUNGEN**

Herr P. ist 62 Jahre alt und arbeitet als Geschäftsführer in einer Elektronikfirma. Mit 30 hatte er einen Motorradunfall. Er verletzte sich an der rechten Schulter, trug aber keine längerfristigen Gesundheitsschäden davon.

In den letzten zehn Jahren bekam er allerdings immer häufiger Kopfschmerzen, und jetzt hatten sich die Beschwerden noch einmal gesteigert. Meist waren sie beim Aufwachen besonders stark oder nach langen Autofahrten. Manchmal fingen die Schmerzen auch an, wenn er eine schwere Tasche trug. Sie saßen jedes Mal an der gleichen Stelle – rechts am Hinterkopf. Gelegentlich erstreckten sie sich sogar vom Nacken bis zum Auge.

Meist ließ er dann vorsichtig den Kopf kreisen. Dabei konnte er die Nackenmuskeln etwas entspannen, und die Schmerzen wurden besser. Zu Hause nahm er in einem solchen Fall ein heißes Bad, auch das half. Mit ein paar Schmerztabletten waren die Beschwerden meist »kleinzukriegen«, aber er wollte nicht andauernd Medikamente nehmen.

Schließlich suchte er seinen Hausarzt auf. Dieser hat den starken Verdacht, dass der Grund für die Kopfschmerzen in schmerzhaften Verspannungen der rechten Schulter- und Nackenmuskulatur liegt. Herr P. ist nun in

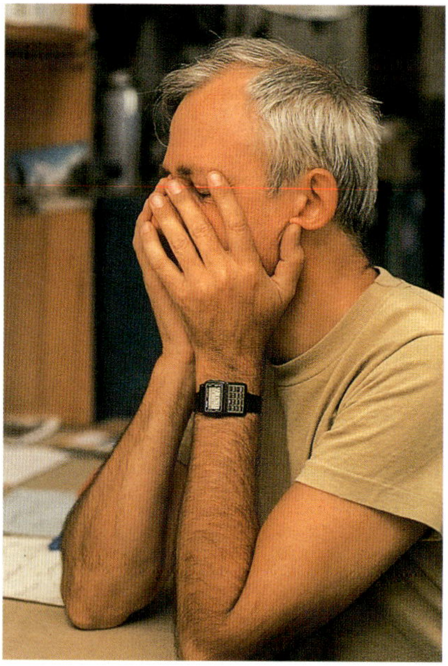

Eine alte Geschichte
*Die Kopfschmerzen haben ihre Ursache mit großer Sicherheit in einer Schulterverletzung, die sich Herr P. bei einem Motorradunfall vor über 30 Jahren zuzog.*

physiotherapeutischer Behandlung und nimmt entzündungshemmende Medikamente. Sollten die Kopfschmerzen auf diese Maßnahmen jedoch nicht ansprechen, so muss der Hausarzt Herrn P. wahrscheinlich an einen Spezialisten für rheumatische Erkrankungen überweisen.

## Viele Ursachen

Wie Sie sehen, kann man verschiedene Kopfschmerzformen klar voneinander unterscheiden. Weitere Informationen zu den drei vorgestellten Beschwerdebildern finden Sie in den Kapiteln »Formen und Diagnose der Migräne« (siehe S. 29–36) und »Andere Arten von Kopfschmerzen« (siehe S. 76–85). Fälle wie diese sind sehr häufig, doch gibt es insgesamt mindestens hundert Ursachen für Kopfschmerzen. Davon ausgehend hat die Internationale Kopfschmerzgesellschaft eine Klassifikation der Symptome vorgenommen. Neben Spannungskopfschmerzen und Migräne unterscheidet sie u. a. Kopfschmerzen nach Unfällen, durch Gefäßerkrankungen und als Folge regelmäßiger Schmerzmittel-Einnahme.

Es würde den Rahmen dieses Buches sprengen, alle Schmerzformen, die man kennt, besprechen zu wollen. Wir hoffen, dass Sie auf den folgenden Seiten trotzdem genügend Informationen zu Ihrem Kopfschmerztyp und dessen Behandlung finden.

Auch sollten Sie nicht auf den Rat Ihres Hausarztes verzichten. Es ist immer besser, Beschwerden auf den Grund zu gehen. Oft macht man sich grundlos Sorgen – was wiederum die Kopfschmerzen verstärken kann.

## Wichtiges auf einen Blick

- Über 90 Prozent der Menschen haben irgendwann in ihrem Leben Kopfschmerzen.
- Es gibt eine Reihe verschiedener Kopfschmerzformen.
- Den meisten liegt keine ernste Erkrankung zu Grunde.

# Was ist Migräne?

*Unter einer Migräne versteht man anfallsartige Kopfschmerzen von maximal drei Tagen Dauer, die vor allem von Übelkeit begleitet werden. Geht eine so genannte Aura mit Sehstörungen voraus, so handelt es sich um eine klassische Migräne. Zwischen den Anfällen treten keinerlei Beschwerden auf.*

KLASSISCHE SYMPTOME
*Die Schmerzen beginnen (und bleiben oft auch) an einer Kopfseite, zusätzlich kommt es zu Lichtempfindlichkeit, Übelkeit und unter Umständen auch Erbrechen.*

Der Begriff »Migräne« leitet sich ab vom griechischen Wort hemikrania, das der Arzt Galen im zweiten Jahrhundert n. Chr. als erster benutzt haben soll. Es heisst soviel wie »halber Schädel« und weist auf die oft einseitigen Kopfschmerzen hin. Doch sind diese nicht die einzige, ja oft nicht einmal die Hauptbeschwerde. Den meisten Menschen ist auch übel, und schon der Gedanke an Essen ist vielen unerträglich. So mancher wünscht sich da nur, in einem ruhigen, abgedunkelten Raum zu liegen und auf das Ende des Anfalls zu warten. Sie können die Migräne mit einem Stromausfall vergleichen: Der ganze Körper versagt seinen Dienst, bis die Attacke vorbei ist. Alles, was man tun muss, dauert doppelt so lange wie sonst – wenn überhaupt etwas geht. Auch der Magen arbeitet

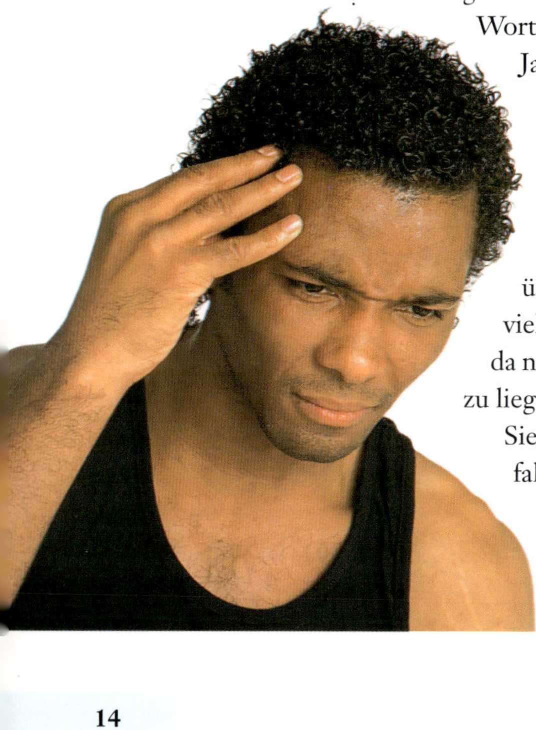

nicht mehr normal, weshalb die Medikamente nur langsam in die Blutbahn gelangen; manchmal kommt es zum Erbrechen. Meist ebben die Kopfschmerzen im Lauf von Stunden ab oder bessern sich am nächsten Tag.

Ein Migräne-Anfall kann beängstigend sein. Diejenigen, die vorher eine so genannte Aura haben und unter Sehstörungen leiden, fürchten oft, ihr Augenlicht zu verlieren. Auch steigt die Angst auf, einen Schlaganfall oder Hirntumor zu haben.

**Symptome eines Migräne-Anfalls**

- Kopfschmerzen
- Sehstörungen
- Übelkeit
- Brechreiz, Erbrechen
- Lichtempfindlichkeit
- Widerwillen gegen Essen
- Antriebslosigkeit

Glücklicherweise kommen solche Erkrankungen jedoch nur selten als Ursache der Beschwerden in Betracht. Auch wenn Migräne-Anfälle etwas sehr Beunruhigendes an sich haben: Sie sind in keiner Weise lebensbedrohlich, und anschließend erholt sich der Körper wieder völlig.

## Dauer der Anfälle

Die Kopfschmerzen können nach einigen Stunden vorbei sein, aber auch bis zu drei Tagen anhalten; meist lassen sie innerhalb von 24 Stunden nach. Oft dauert es noch einen Tag, bis man wieder auf der Höhe ist, weil eine gewisse Erschöpfung zurückbleibt, auch wenn die Schmerzen abgeklungen sind. Manche Menschen fühlen sich nach einem Anfall besonders gut – vielleicht einfach, weil die Migräne wieder einmal überstanden ist.

Bei Kindern ist die Migräne oft sehr heftig, dafür aber kürzer. Im Lauf der Jahre werden die Anfälle dann länger, jedoch schwächer; häufiger kommt es nun zu einer Aura.

Zwischen den Anfällen fühlen sich die Betroffenen gesund – und können die Migräne völlig vergessen.

## Häufigkeit der Anfälle

Wie oft es zu einem Migräne-Anfall kommt, ist individuell sehr verschieden, kann sich aber auch bei ein und derselben Person im Lauf des Lebens ändern. In einer schlechten Phase zieht ein bis zwei Mal im Monat eine Attacke auf; manchmal gibt es sogar eine Serie mit ein bis zwei Migräne-Anfällen pro Woche. Dem können einige anfallsfreie Monate, ja sogar Jahre folgen – ohne dass es dafür eine Erklärung gäbe. Meist werden die Migräne-Anfälle etwa ab dem 55. Lebensjahr seltener.

## Volkskrankheit Migräne?

Vorsichtigen Schätzungen zufolge kann man davon ausgehen, dass Migräne durchschnittlich bei etwa zehn Prozent der Weltbevölkerung auftritt. Genauere Zahlenangaben sind nur schwer zu bekommen, da manche Menschen im Lauf ihres Lebens nur wenige Anfälle haben und deshalb gar nicht wissen, dass es sich bei ihren Beschwerden um eine Migräne handelt.

Es gibt noch einen anderen Grund dafür, dass nicht genau festzustellen ist, wie viele Menschen unter Migräne leiden und wie viele jedes Jahr neu erkranken: Relativ wenige Betroffene gehen mit ihren Beschwerden zum Arzt.

Sie haben zum Teil miterlebt, wie Familienangehörige mit dem »Schicksal« Migräne fertig werden mussten, und sind nun der (falschen) Überzeugung, dass es dagegen sowieso keine Hilfe gibt. Andere meinen, dass sie den Arzt nicht mit ihren Problemen belästigen dürfen, da sie ja zwischen den Anfällen völlig gesund sind.

Hinzu kommt, dass es überhaupt erst seit 1988 eine international anerkannte Definition des Beschwerdebildes Migräne gibt. Wissenschaftliche Studien vor diesem Zeitpunkt legten jeweils eine eigene Begriffsbestimmung zu

Grunde und waren daher nicht wirklich vergleichbar. Die Studien, die seither durchgeführt wurden, kommen alle zu ähnlichen Ergebnissen. So wurden etwa in Dänemark 1000 Männer und Frauen im Alter zwischen 25 und 64 Jahren sowohl zu ihrem allgemeinen Gesundheitszustand als auch zum Thema Kopfschmerzen befragt. Es stellte sich dabei heraus, dass 8 Prozent der Männer und 25 Prozent der Frauen irgendwann einmal in ihrem Leben einen Migräne-Anfall gehabt hatten.

In den USA verschickte man Fragebogen; er ging an 15 000 Haushalte, wurde in 63 Prozent der Fälle zurückgesandt und enthielt Auskünfte über Personen im Alter von 12 bis 80 Jahren. Von den Männern gaben 6 Prozent, von den Frauen 18 Prozent an, einen oder mehrere Migräne-Anfälle im Jahr zu haben.

## Wer bekommt Migräne?

Die Anfälle beginnen in der Regel während der Pubertät oder im frühen Erwachsenenalter – sie können aber auch bereits bei Kindern, ja sogar Babys auftreten.

### Frauen »bevorzugt«

Sie sind leider wesentlich häufiger von Migräne betroffen als Männer – die Krankheitsfälle beider Geschlechter stehen im Verhältnis drei zu eins. Verantwortlich dafür scheinen die hormonellen Unterschiede zu sein, die sich in der Pubertät ausprägen; bis dahin gibt es bei Mädchen und Jungen gleich viele Migräne-Erkrankungen.

### Rolle des Lebensalters

Mindestens 90 Prozent aller Menschen, die Migräne bekommen, haben ihre ersten Anfälle vor dem 40. Lebensjahr. Beim größten Teil treten sie wie gesagt schon in der

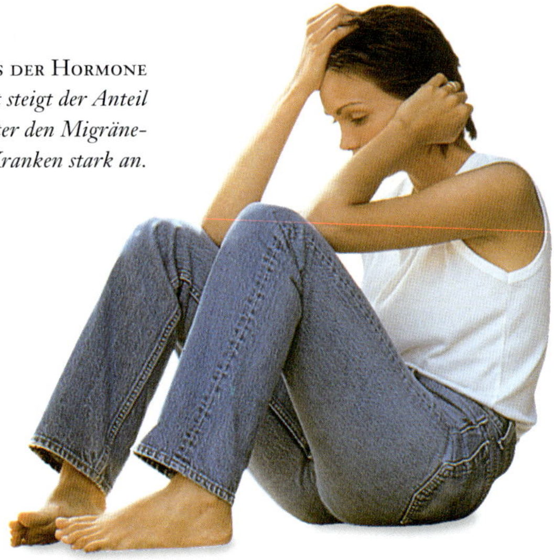

EINFLUSS DER HORMONE
*Nach der Pubertät steigt der Anteil von Frauen unter den Migräne-Kranken stark an.*

Pubertät oder kurz danach auf. Äußerst selten beginnen die Beschwerden hingegen jenseits des 50. Lebensjahrs.

Auch wenn die Migräne schon in jungen Jahren beginnt, heißt das nicht automatisch, dass sie von nun an bis ins hohe Alter immer ein Problem sein wird. So haben wissenschaftliche Studien gezeigt, dass Migräne-Anfälle bei Frauen im mittleren Lebensalter sehr viel häufiger sind als davor und danach. Im höheren Alter nimmt die Zahl der Anfälle bei beiden Geschlechtern ab.

## EIN ALTER MYTHOS

Lange dachte man, dass vor allem besonders intelligente Menschen Migräne bekämen. Diese Vorstellung erwies sich als falsch: Es ist einfach so, dass diejenigen, die eine höhere Schulbildung haben, häufiger Rat beim Arzt suchen – weshalb man dann von ihnen weiß, dass sie Migräne haben. Tatsache ist, dass weder die soziale Schicht noch die Intelligenz eine Rolle bei der Migräne-Entstehung spielt.

## WAS BEGÜNSTIGT ANFÄLLE?

Zwar liegen die Ursachen der Migräne-Erkrankung noch im Dunkeln, doch kennt man verschiedene Faktoren, die einen Anfall auslösen können. So wissen die meisten Betroffenen z. B., dass sie Käse, Schokolade und Rotwein besser meiden.

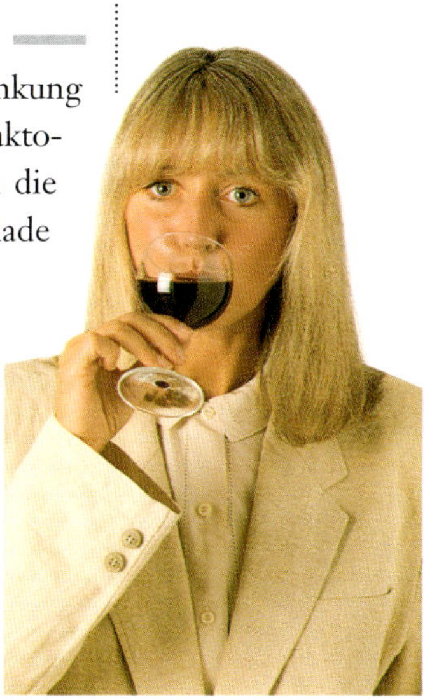

SUCHE NACH GRÜNDEN
*Bestimmte Nahrungsmittel kommen als Migräne-Auslöser in Frage; einer der bekanntesten »Kandidaten« ist Rotwein.*

Aber es reicht nicht, einfach auf ein bestimmtes Nahrungsmittel zu verzichten: Die Wirkung einer Reihe begünstigender Faktoren kommt über eine längere Zeit zusammen – und irgendwann bringt dann der buchstäbliche Tropfen das Fass zum Überlaufen. Das erklärt, warum ein Glas Wein manchmal, doch nicht zu jedem Zeitpunkt einen Anfall auslösen kann. Trinken Sie eben dieses Glas nach einem anstrengenden Arbeitstag, vielleicht kurz vor Ihrer Periode, dann kann die Sache tatsächlich brenzlig werden.

Die begünstigenden Faktoren wechseln oft im Lauf des Lebens, auch wenn die Anfälle selbst sich nicht verändern. In jüngeren Jahren können Stress und zu wenig Schlaf entscheidend sein, später spielen Verspannungen im Nacken- und Rückenbereich eine größere Rolle.

### NAHRUNGSMITTEL ALS AUSLÖSER

Etwa ein Fünftel der Betroffenen kann eine Verbindung zwischen gewissen Nahrungsmitteln und der Migräne feststellen. Oft geht es dabei um Schokolade, Käse, Zitrusfrüchte und Rotwein. Erwiesen ist, dass Nahrungsmittel bei einigen Menschen, die auf bestimmte Inhaltsstoffe nicht ganz normal reagieren, Migräne-Anfälle auslösen können. Keinen Beweis gibt es dafür, dass eine Allergie der Grund ist; eher könnte man von einer Überempfindlichkeit gegenüber den Stoffen sprechen.

## Auslöser von Migräne-Anfällen

*Die häufigsten Faktoren im Überblick: Gewöhnlich wirken mehrere zusammen, aber nicht alle sind immer von Bedeutung.*

| | |
|---|---|
| **Essverhalten** | unregelmäßige Mahlzeiten<br>Auslassen von Mahlzeiten<br>unausgewogene Kost |
| **Bestimmte Nahrungsmittel** | Käse, Schokolade, Zitrusfrüchte<br>Alkohol, vor allem Rotwein<br>Kaffee, Tee<br>Süssigkeiten |
| **Schlaf** | Übermüdung,<br>Ausschlafen |
| **Schmerzen an Kopf bis Schultern** | Augen, Nebenhöhlen, Zähne, Kiefer, Nacken, Schultern |
| **Seelische Probleme** | Stress, Angst |
| **Umweltreize und ungewohnte Lebenssituationen** | flimmerndes Licht; Lärm<br>starke körperliche Anstrengung<br>Reisen<br>Wetterumschwünge<br>starke Gerüche, Rauch |
| **Hormonelle Veränderungen bei der Frau** | Schwangerschaft<br>Verhütung mit der »Pille«<br>Hormonersatztherapie<br>Monatsblutung |

Viele meiden »verdächtige« Nahrungsmittel, ohne vorher geprüft zu haben, ob diese überhaupt einen Einfluss auf ihre Migräne haben. Wenn Sie glauben, dass ein bestimmtes Nahrungsmittel bei Ihnen Anfälle begünstigt, so sollten Sie es für zwei Monate von Ihrem Speisezettel streichen, gleichzeitig aber ein Tagebuch führen (siehe S. 39), in dem Sie festhalten, ob bzw. wann Sie in dieser Zeit Migräne-Anfälle haben. Bleibt die Anzahl der Anfälle gleich, so können Sie das Nahrungsmittel wieder essen und lassen dafür ein anderes für zwei Monate weg. Der einzige Weg, hier Klarheit zu gewinnen, ist also, ein Nahrungsmittel nach dem anderen gezielt zu »testen«. Wegen der Gefahr einer Mangelernährung sollten Sie dies jedoch nicht ohne Beratung mit Ihrem Hausarzt oder einem Ernährungsspezialisten tun.

In den meisten Fällen stellt sich allerdings heraus, dass die Ernährung nur wenig verändert werden muss, da die Häufigkeit der Anfälle vor allem durch andere Faktoren bestimmt wird.

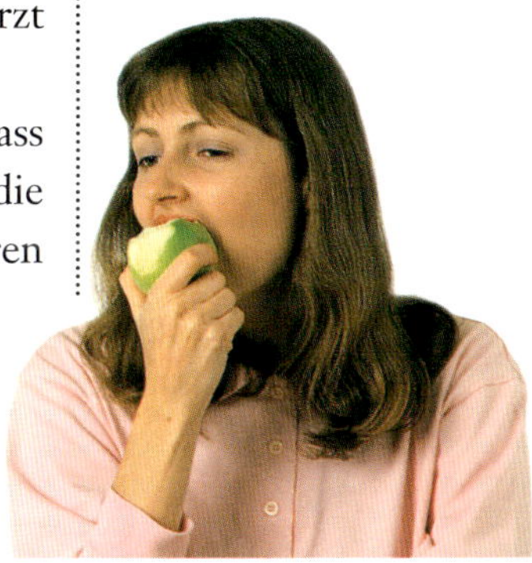

GESUNDER IMBISS
*Manche Betroffenen können die Anzahl der Migräne-Anfälle verringern, indem sie mehrmals am Tag eine kleine, aber nährstoffreiche Zwischenmahlzeit essen.*

## BEWUSSTER ESSEN

Wer den Magen lange knurren lässt und dann »irgendetwas« isst oder gar von Süßigkeiten lebt, kann damit durchaus Migräne-Anfälle auslösen. Sehr positiv wirken sich hingegen regelmäßige und nährstoffreiche Mahlzeiten aus; ganz besonders wichtig ist ein gutes Frühstück.

## DAS RICHTIGE MASS AN SCHLAF

Schlafstörungen, Arbeit bis über beide Ohren, aber auch eine Feier bis tief in die Nacht können zu Übermüdung führen und dadurch einen Anfall auslösen. Andererseits bekommen viele Menschen aber auch gerade dann eine

Migräne, wenn sie länger schlafen können als sonst – daher der Begriff der so genannten Wochenend-Migräne.

### EINFLUSS DER HORMONE

Eine Reihe von Frauen haben ihre Migräne regelmäßig vor oder während der Periode (siehe S. 47); auch trifft der erste Anfall oft mit dem Beginn der Monatsblutung in der Pubertät zusammen. Die »Pille« kann die Migräne verschlimmern, manche Frauen stellen aber auch einen gegenteiligen Effekt fest. Sie sollten die »Pille« absetzen, wenn die Anfälle stärker oder häufiger werden. Haben Sie eine klassische Migräne (siehe S. 29), so ist es besser, gleich ein anderes Verhütungsmittel zu benutzen. Wird aus einer einfachen Migräne eine klassische, so sollten Sie die Einnahme beenden (siehe S. 50).

Nach dem ersten Schwangerschaftsdrittel bessert sich die Migräne meist, jedoch kehrt sie spätestens nach der Stillzeit meist in alter Stärke zurück (siehe S. 51).

In den Wechseljahren leiden viele Frauen unter Migräne-Anfällen. Welchen Einfluss die Hormone, mit denen Wechseljahresbeschwerden therapiert werden können, auf die Migräne haben, ist wenig bekannt (siehe S. 53).

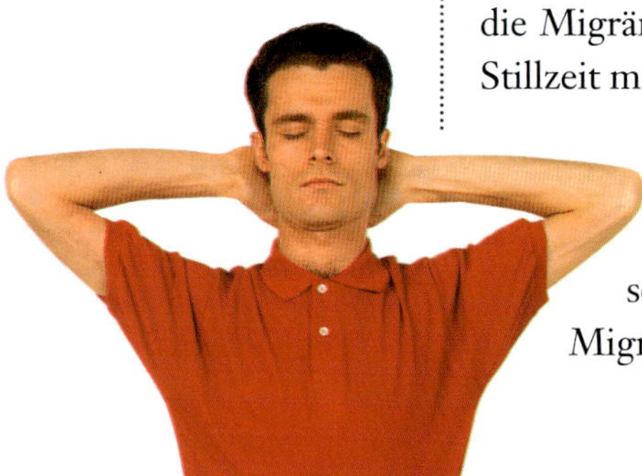

VERKRAMPFUNGEN LÖSEN
*Verschiedene einfache Übungen lindern schmerzhafte Muskelverspannungen an Nacken und Schultern und beugen damit den Kopfschmerzen vor.*

### ORTHOPÄDISCHE PROBLEME

Weit verbreitet sind Muskelverspannungen im Bereich von Schultern und Nacken. Sie können Migräne-Anfälle begünstigen, aber auch andere Kopfschmerzformen.

Im Lauf des Lebens kann beispielsweise ein Schultergelenk Abnutzungserscheinungen zeigen. Schmerzen und wiederum Verspannungen sind die Folge, die dann ihrerseits die Migräne fördern. Auch durch Störungen im Mund- und Kieferbereich wird die Migräne manchmal

## Verlauf eines Migräne-Anfalls

Wenn die Toleranzschwelle überschritten wird, die eine Person gegenüber den Migräne-Faktoren hat, kommt es zum Anfall. Den Zeitraum, in welchem die ersten »Warnsignale« auftreten, nennt man Vor- oder Prodromalphase.

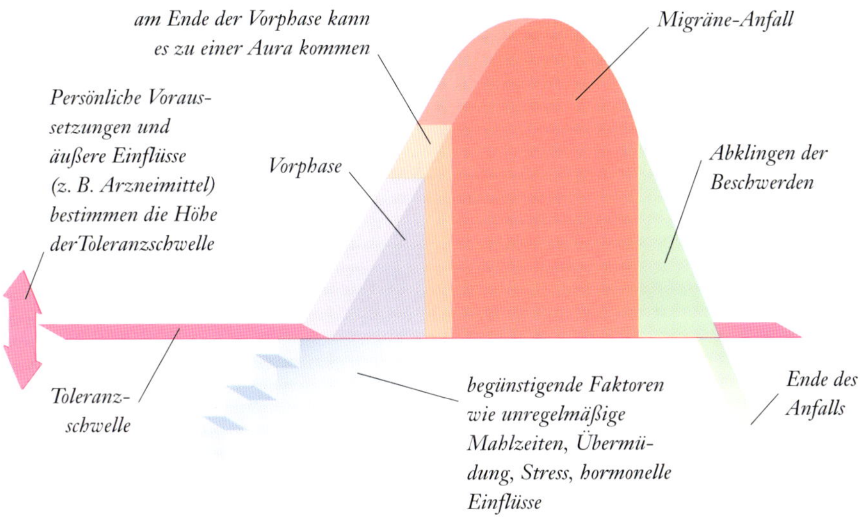


verschlimmert, etwa durch Probleme mit den Weisheitszähnen, Gebiss- oder Kieferfehlstellungen. Sie sollten sich von Ihrem Zahnarzt beraten lassen, vor allem wenn Sie nachts mit den Zähnen knirschen oder Schmerzen im Kiefergelenk haben.

### KÖRPERLICHE BEWEGUNG

Besonders wenn Sie nicht trainiert sind, kann eine größere körperliche Anstrengung unter Umständen einen Migräne-Anfall auslösen. Regelmäßiges, dem Leistungsvermögen angepasstes Körpertraining kann sich aber sehr positiv auf die Migräne auswirken. Außerdem regt

Sport die Ausschüttung von körpereigenen Stoffen an, die Schmerzreize hemmen, und stärkt das Wohlbefinden.

### Schwierigkeiten auf Reisen

Auf Fernreisen – die ja oft eine Veränderung des Ess- und Schlafrhythmus mit sich bringen – sollten Sie daran denken, sich keinen weiteren »Migräne-Faktoren« auszusetzen. Planen Sie außerdem genug Ruhepausen ein und denken Sie an einen nahrhaften Imbiss für unterwegs.

Stress-Folgen
*Bei manchen Menschen treten Migräne-Anfälle vor allem nach Phasen besonderer emotionaler Anspannung auf.*

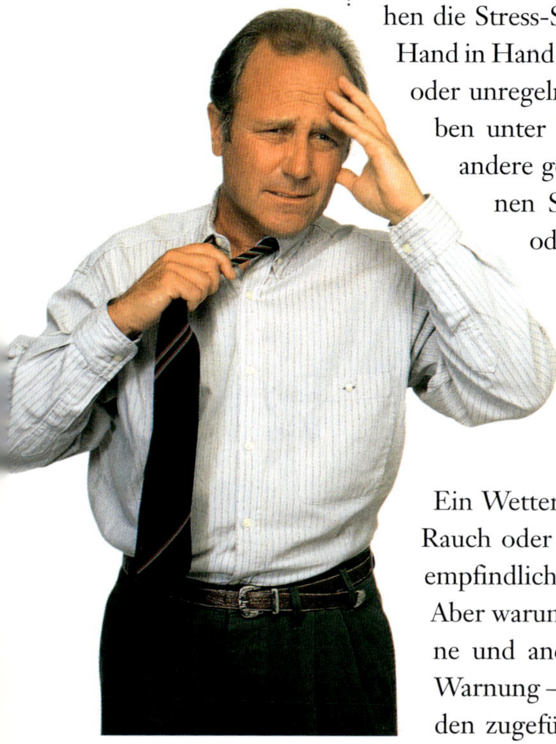

### Umgang mit Stress

Angst und das Gefühl von Überforderung spielen eine wichtige Rolle im Zusammenhang mit Migräne; doch gehen die Stress-Situationen, in denen sie auftreten, auch Hand in Hand mit anderen Faktoren wie Übermüdung oder unregelmäßigem Essen. Manche Menschen haben unter Stress mehr Migräne-Anfälle als sonst, andere gerade danach. Auch positive Dinge können Stress bedeuten, z. B. eine Beförderung oder eine interessante, aber schwierige Aufgabe. Stress lässt sich nie völlig vermeiden. Aber es kommt darauf an, ihn als solchen zu erkennen und wenigstens teilweise zu bewältigen.

### Andere Auslöser

Ein Wetterumschwung, flimmerndes Licht, Lärm, Rauch oder Hitze – das alles kann bei jemand, der empfindlich reagiert, Migräne auslösen.

Aber warum bekommen manche Menschen Migräne und andere nicht? Schmerzen sind auch eine Warnung – damit dem Körper nicht weiterer Schaden zugefügt wird. Vielleicht ein positiver Aspekt der Erkrankung? Einer gängigen Meinung nach kann Migräne in einer Familie »weitergereicht« werden, typischerweise von der Mutter zur Tochter. Zwar haben viele Betroffene Angehörige, die auch unter Migräne leiden, doch hat man bisher keine Erbanlage entdeckt.

Migräne ist so weit verbreitet, dass sich in einer Familie mit hoher Wahrscheinlichkeit zwei betroffene Personen finden lassen – dazu ist keine Vererbung nötig. Im Prinzip kann sogar jeder Mensch erkranken, nur liegt die Toleranzschwelle für die Auslöse-Faktoren beim einen höher als beim anderen. Für einen Migräne-Anfall bräuchte es dann bei einem Menschen mit hoher Schwelle mehr und stärkere Faktoren als bei einem mit niedriger Schwelle.

## WICHTIGES AUF EINEN BLICK

- Migräne-Anfälle mit Kopfschmerzen und Übelkeit halten vier Stunden bis maximal drei Tage an.
- Die Häufigkeit der Anfälle ist von Person zu Person, aber auch je nach Lebensphase unterschiedlich.
- Frauen sind sehr viel öfter als Männer betroffen; meist beginnen die Anfälle in der Pubertät oder bald danach.
- Eine Reihe von Faktoren sind bekannt, die das Auftreten eines Migräne-Anfalls begünstigen können. Normalerweise wirken mehrere von ihnen zusammen.

# Wie kommt es zur Migräne?

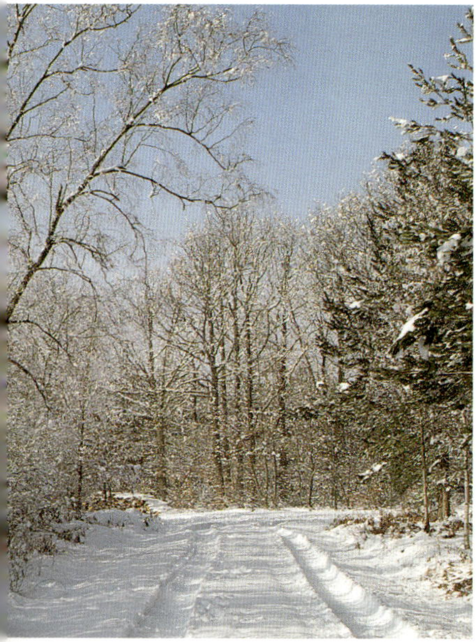

Erklärungsversuch
*Der griechische Arzt Aretaios vermutete im 1. Jahrhundert n. Chr., dass Migräne durch winterliche Wetterverhältnisse ausgelöst würde. Wie sich zeigen sollte, liegt die Sache jedoch leider nicht so einfach.*

*Im Lauf der Zeit wurden viele Theorien über die Ursachen der Migräne entworfen, doch der genaue Entstehungsmechanismus der Anfälle ist bis heute nicht geklärt.*

Der antike Arzt Galen meinte, die Migräne werde von der »schwarzen Galle« ausgelöst. Der heilkundige Serapion erklärte im 11. Jahrhundert, sie sei auf kalte oder heiße Substanzen zurückzuführen, die aus dem Verdauungstrakt in das Gehirn aufstiegen.

## Durchblutungsstörung?

Im 17. Jahrhundert gab es erste wissenschaftliche Einsichten in die Entstehung der Migräne. Der englische Arzt Thomas Willis erkannte viele der Anfallsauslöser, darunter die Ernährung. Auch vermutete er, dass die Kopfschmerzen durch eine Erweiterung von Blutgefäßen hervorgerufen würden, also durch eine Hirndurchblutungsstörung – eine Annahme, die bis heute Bestand hat. Erasmus Darwin, der Großvater des berühmten Charles Darwin, schlug im 18. Jahrhundert vor, Migräne-Patienten in eine Schleuder zu verfrachten, damit ihr Blut vom Kopf in die Füße strömen und sich die

## Das Gehirn während eines Migräne-Anfalls

Über die Entstehung von Migräne-Anfällen ist man sich nicht ganz einig. Klar ist jedoch, dass sich die Blutgefäße im Gehirn erst zusammenziehen, dann stark weiten und auf diese Weise die Durchblutung »aus dem Takt« bringen.

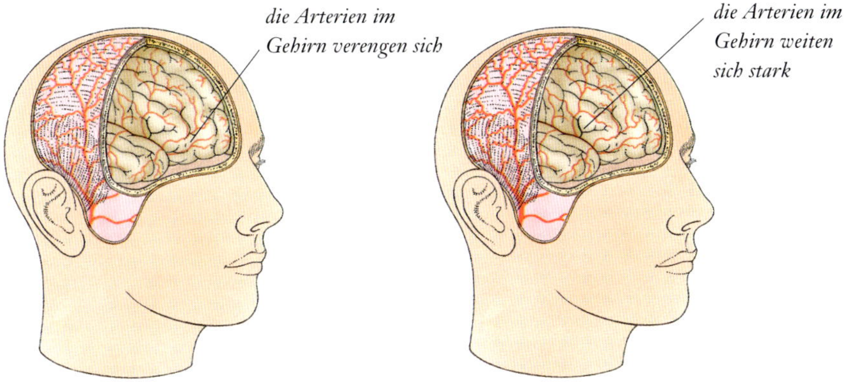


VORPHASE DER MIGRÄNE

PHASE DER KOPFSCHMERZEN

Gefäße im Gehirn wieder verengen könnten. Glücklicherweise kam diese Therapie nicht zur Anwendung.

## Sind es die Nerven?

Edward Liveing kam 1873 zu einem völlig neuen Ergebnis: Grund für die Migräne sei ein »nervöses Gewitter«, eine Entladung im Gehirn. Ein Teil der Ärzte unterstützte seine These, und es folgte eine lange Debatte darüber, ob nun die Blutgefäße oder die Nerven der Grund des Übels seien.

Heute gehen Mediziner davon aus, dass beide Annahmen ihre Richtigkeit haben: Durchblutungsstörungen scheinen für einen Teil der Migräne-Beschwerden verantwortlich, doch werden sie offenbar von Fehlreaktionen des Nervensystems in Gang gesetzt.

## Hängt alles am Serotonin?

In letzter Zeit hat sich die Wissenschaft sehr intensiv mit den chemischen Botenstoffen der Nervenzellen beschäftigt, den so genannten Neurotransmittern. Dabei wurde entdeckt, dass die Ausschüttung eines dieser vielen Stoffe – des Serotonins – vor und während eines Migräne-Anfalls außer Kontrolle gerät. Außerdem fand man heraus, dass ein Anfall durch die Gabe von Serotonin beendet werden kann.

Zwar ist diese chemische Substanz selbst wegen der starken Nebenwirkungen, die die erforderliche Dosis hätte, leider nicht als Behandlungsmittel zu nutzen. Jedoch haben viele der Medikamente, die heutzutage gegen Migräne eingesetzt werden, in der ein oder anderen Form Einfluss auf den Serotonin-Haushalt (siehe S. 64).

## Wichtiges auf einen Blick

- Zeitweilige Durchblutungsstörungen des Gehirns sind offenbar ein »Baustein« bei der Migräne-Entstehung.
- Noch wichtiger scheinen indessen vorübergehende Fehlreaktionen des zentralen Nervensystems zu sein.
- Seit einiger Zeit ist vor allem einer der Neurotransmitter (Botenstoffe der Nervenzellen) ins Blickfeld der Wissenschaft gerückt: das Serotonin.
- Viele der Medikamente, mit denen man heute Migräne behandelt, haben Einfluss auf den Serotonin-Haushalt.

# Formen und Diagnose der Migräne

*Rund zehn Prozent der Deutschen haben Migräne-Anfälle, und alle sind sich einig: Dagegen sind »ganz normale« Kopfschmerzen gar nicht der Rede wert.*

Die Migräne wird nach der Klassifikation der Internationalen Kopfschmerzgesellschaft in zwei Hauptformen unterschieden: die klassische Migräne mit Aura und die einfache Migräne ohne Aura. Ein und dieselbe Person kann beide Arten haben: Etwa 70 Prozent aller Menschen, die unter klassischen Anfällen leiden, bekommen auch einfache Migräne. Abgesehen davon, dass die Aura fehlt, verläuft ein solcher Anfall dann meist genauso wie die klassische Variante. Etwa ein Prozent aller Migräne-Kranken haben nur die Aura, keine Kopfschmerzen.

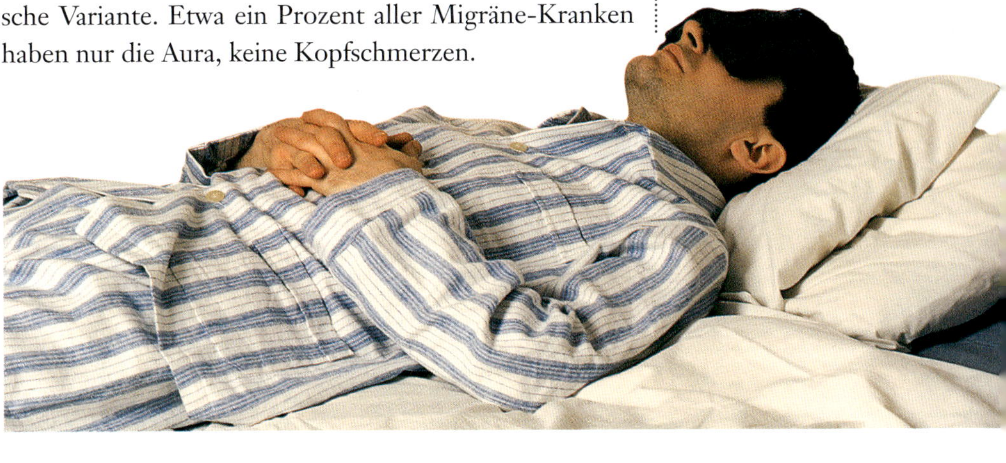

KEIN SCHRITT ZU VIEL
*Ein Migräne-Anfall kann so qualvoll sein, dass buchstäblich alle Lebensgeister erlahmen. Manchem bleibt da nur, im Dunkeln liegend auf die Besserung zu warten.*

## Phasen eines Migräne-Anfalls

*Die klassische und die einfache Migräne lassen sich beide in verschiedene Phasen einteilen – hier ein Vergleich:*

| Phase | Migräne | Einfache Migräne |
|---|---|---|
| eins | Vorphase | Vorphase |
| zwei | Aura | Kopfschmerzen |
| drei | Kopfschmerzen | Erholung |
| vier | Erholung | – |

Sowohl bei der klassischen als auch bei der einfachen Migräne sind die Kopfschmerzen oft einseitig. Aber sie können sich während des Anfalls auch ausbreiten oder sogar »springen«. Viele Menschen haben ihre spezielle »Migräne-Seite«, doch heißt das nicht, dass nur dort Schmerzen auftreten. Große Unterschiede gibt es in der Stärke der Beschwerden; sie können von einem dumpfen Druck bis zu einem unerträglichen Pochen reichen.

Den meisten Migräne-Kranken ist außerdem übel, und etwa ein Viertel von ihnen muss sich übergeben. Manche leiden auch unter Durchfall.

Ein Migräne-Anfall dauert maximal drei Tage. Darauf folgt eine beschwerdefreie Zeit – im Minimum ebenfalls drei Tage, meist natürlich eine viel längere Periode.

### Wichtig

Ununterbrochene Kopfschmerzen sind keine Migräne!

## Die klassische Migräne

Sie hat einen sehr dramatischen Verlauf, macht aber nur etwa 35 Prozent der Anfälle aus. Bevor die Kopfschmer-

## Sitz der Migräne-Schmerzen

Oft ist nur eine Kopfseite betroffen; die Schmerzen dort können allerdings sehr stark sein. Wann sie auf welcher Seite auftreten, lässt sich nicht voraussagen.

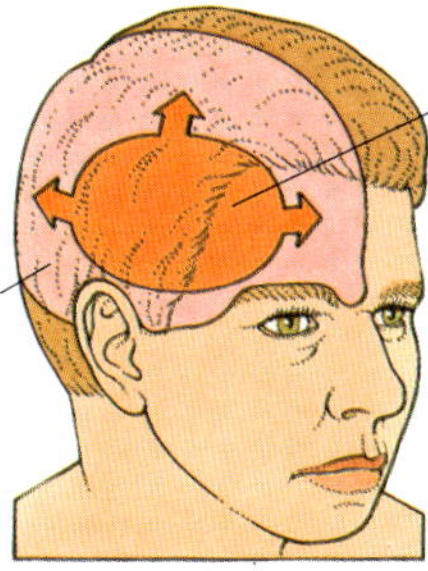


zen einsetzen, kommt es zu Sehstörungen oder auch zu anderen Veränderungen der Sinneswahrnehmungen. Der Anfall insgesamt besteht aus vier Teilen: der Vorphase, der Aura, der Kopfschmerzphase und dem Zeitabschnitt, in dem die Beschwerden wieder abklingen.

### Vor- oder Prodromalphase

Wenn die Symptome der Vorphase das erste Mal auftreten, werden sie vom Betroffenen zwar wahrscheinlich bemerkt, oft jedoch nicht als Vorboten der Migräne erkannt; Die Vorphase kann von ein, zwei Stunden bis zu einem ganzen Tag andauern.

### Die Aura

Die nächste Phase des Migräne-Anfalls ist die so genannte Aura, die 10 bis 60 Minuten anhalten kann. Während dieser Zeit sind vor allem die unterschiedlichsten Formen von Sehstörungen mög-

## Symptome der Vorphase

- Ungeschicklichkeit
- häufiges Gähnen
- Müdigkeit
- steifer Hals
- Durst
- Licht- und Geräuschempfindlichkeit
- Gereiztheit
- Heißhunger auf Süßes

### Symptome der Aura

- Sehstörungen
- Sprachstörungen
- Missempfindungen
- leichte Schwäche

lich. So erscheinen beispielsweise Lichtblitze, Sterne, kleine Funken oder einfache geometrische Muster vor den Augen. Wenn jemand Sterne sieht, so kann es sein, dass einer von diesen, der heller als die anderen leuchtet, am unteren Rand des Gesichtsfelds auftaucht und dieses dann schnell durchquert. In anderen Fällen verschwimmt die Sicht während der Aura, oder man sieht in einem Teil des Gesichtsfelds vorübergehend gar nichts mehr. Häufig entsteht auch ein stark flimmernder Fleck mit zackigem Rand, der sich immer weiter über das Ge-

## Die Kopfschmerzphase

*Nach der Vorphase bzw. Aura gleichen sich die Beschwerden des klassischen und des einfachen Migräne-Anfalls.*

- **Kopfschmerzen:** Im Großteil der Fälle sind sie nur einseitig, aber sehr stark. Bei etwa einem Drittel der Migräne-Kranken treten die Schmerzen an beiden Seiten des Kopfes auf. Sie können vier Stunden bis maximal drei Tage anhalten; oft beginnen sie am Morgen. Das Schmerzzentrum sitzt meist im Bereich von Stirn und Schläfe.
- **Lichtempfindlichkeit:** Bei etwa 80 Prozent der Anfälle werden Lichtreize als sehr unangenehm empfunden.
- **Übelkeit, Erbrechen, Durchfall:** Fast allen Betroffenen ist übel, etwa 25 Prozent müssen sich übergeben und etwa 20 Prozent haben Durchfall. Bei manchen ist das Erbrechen so heftig, dass keine Tabletteneinnahme möglich ist. Sie können die Medikamente als Zäpfchen, mit Hilfe eines Inhaliergeräts oder einer Spritze nehmen.

sichtsfeld ausdehnt; in der medizinischen Fachsprache heißt diese Erscheinung Flimmerskotom oder Fortifikationsspektrum.

Auch kurzzeitige Störungen anderer Art können auftreten. So kommt es unter Umständen zu einem Kribbelgefühl um den Mund oder in einem Arm. In letzterem Fall beginnt dieses meist an den Fingerspitzen und breitet sich dann in 15 bis 20 Minuten über den ganzen Arm aus. Manchmal machen sich während der Aura auch Sprachstörungen bemerkbar, eine gewisse geistige Schwerfälligkeit sowie eine leichte körperliche Schwäche.

Alle diese Beschwerden verschwinden nach höchstens einer Stunde wieder. Wenn auch nur eine von ihnen länger anhält, muss ein Arzt zu Rat gezogen werden, denn dann handelt es sich möglicherweise nicht um einen Migräne-Anfall, sondern um eine ernstere Erkrankung.

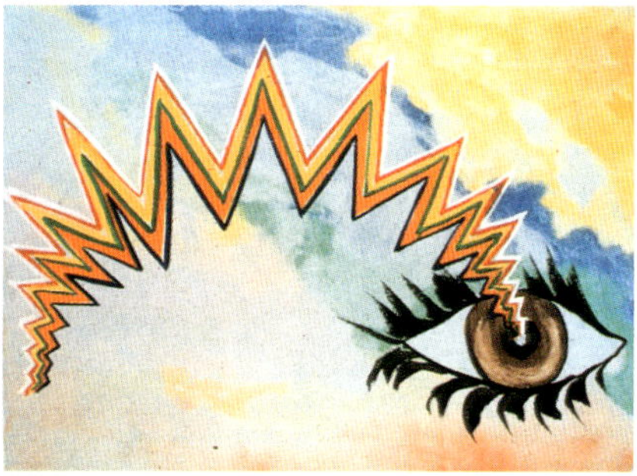

DIE MIGRÄNE VOR AUGEN
*Das Erlebnis der Aura – in einem eindrucksvollen Bild festgehalten. Bei der klassischen Migräne geht diese Phase dem eigentlichen Anfall voraus und führt vor allem zu Sehstörungen: Blitze, Sterne und andere Lichterscheinungen geistern dann durchs Blickfeld.*

## DIE EINFACHE MIGRÄNE

In der Phase von Kopfschmerzen und Übelkeit verläuft sie genauso wie eine klassische Migräne, auch eine Vorphase ist vorhanden (siehe S. 31), jedoch fehlt die Aura. Die einfache Form der Migräne macht etwa 65 Prozent aller Anfälle aus.

## CLUSTER-KOPFSCHMERZEN

Sie werden oft mit der Migräne verwechselt, unterscheiden sich von dieser aber in vielerlei Hinsicht. Cluster-Kopfschmerzen beginnen meist im vierten Lebensjahrzehnt, betreffen vor allem Männer und sind eine seltene Erkrankung, die bei weniger als einem Prozent der Be-

Cluster-Kopfschmerzen
*Vor allem Männer im mittleren bis höheren Lebensalter sind betroffen. Die Schmerzen bleiben gewöhnlich auf einer Kopfseite und sind rund um das Auge am stärksten.*

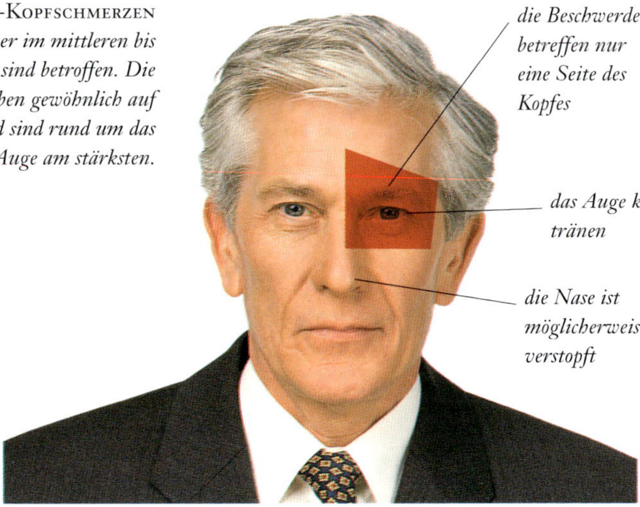


völkerung vorkommt. Ihren Namen tragen die Kopfschmerzen, weil sie typischerweise in vier- bis achtwöchigen Serien von Anfällen auftreten (englisch *cluster* = Haufen, Gruppe). Die Beschwerden beginnen plötzlich und halten etwa 45 Minuten an. Es kann zu mehreren Anfällen täglich kommen; häufig reißen sie den Betroffenen aus dem Schlaf.

Die Schmerzen sitzen während einer Serie immer auf einer Kopfseite, vor allem rund um das Auge. Von dort können sie zur Schläfe, zum Kiefer oder in die Mundhöhle ausstrahlen, seltener breiten sie sich über die ganze Kopfhälfte aus. In schweren Fällen verengt sich die Pupille, das Auge rötet sich und tränt.

Manche Menschen schwitzen sehr stark, besonders auf der schmerzhaften Kopfseite. Auch ist die Nase möglicherweise verstopft und die Haut überempfindlich.

Die Beschwerden sind derart stark, dass viele Betroffene unruhig hin und her wandern oder im Sitzen vor und zurück schaukeln, um sich von der Qual abzulenken. Die fast unerträglichen Schmerzen werden meist als brennend, bohrend oder stechend empfunden. Während einer Anfallsserie fühlt sich das Auge unter Umständen so an, als säße dort ein Bluterguss.

In der akuten Phase reagieren viele Menschen empfindlich auf Alkohol: Auch wenn sie ihn sonst gut vertragen, kann er jetzt als Auslöser der Anfälle wirken.

## SELTENE MIGRÄNEFORMEN

Neben der klassischen und der einfachen Migräne gibt es noch andere, wesentlich seltenere Formen. Eine davon ist die ophthalmoplegische Migräne, die vor allem bei Kindern auftritt. Hier werden die Kopfschmerzen von der kurzzeitigen Lähmung eines Augenmuskels begleitet. Bei der Basilaris-Migräne kann es neben Kopfschmerzen zu Schwindel, Gleichgewichts- oder Sprachstörungen kommen. Eine andere seltene Variante, die hemiplegische Migräne, ist durch vorübergehende Lähmungserscheinungen auf einer Körperseite gekennzeichnet; diese Erkrankung kann familiär gehäuft auftreten.

## DIE DIAGNOSE

Ob jemand Migräne hat oder nicht, ist für den Arzt nicht immer leicht zu beurteilen, denn es gibt keine Untersuchungsmethoden, die hier eindeutige Ergebnisse liefern würden – also muss er sich vor allem auf die Beschreibungen des Betroffenen stützen. Daher sind Auskünfte über Häufigkeit und Art der Beschwerden sowie über mögliche Auslöser so wichtig. Relativ einfach ist die Sache,

NEUARTIGE EINBLICKE
*Mit Hilfe des modernen bildgebenden Verfahrens PET können Wissenschaftler den Blutfluss im Gehirn sichtbar machen.*

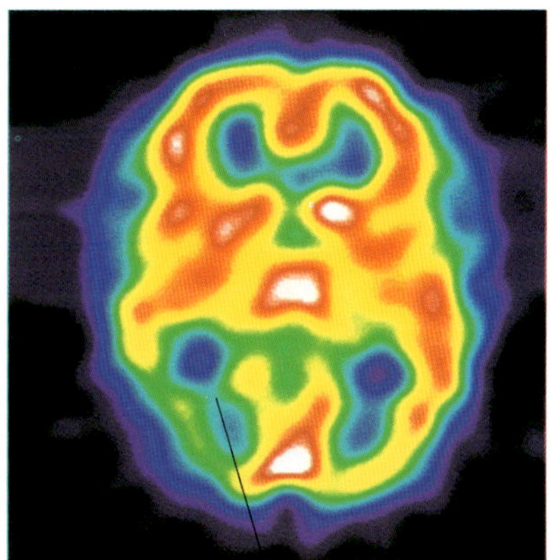

*Aufnahme während eines Migräne-Anfalls: erkennbar ist ein Areal mit gestörter Durchblutung*

wenn jemand »nur« Migräne hat; schwieriger wird es, wenn er – was häufig ist – auch unter Spannungskopfschmerzen und/oder Verspannungen der Schulter- oder Nackenmuskulatur leidet.

Bevor eine der seltenen Migräneformen (siehe S. 35) zweifelsfrei diagnostiziert werden kann, müssen alle anderen Möglichkeiten ausgeschlossen werden. Wenn nötig werden dazu aufwendige technische Verfahren eingesetzt, etwa die Computertomographie (CT) oder die Kernspintomographie (MRT). Beides sind bildgebende Untersuchungsmethoden, die sich hervorragend eignen, um das Innere des Kopfes darzustellen, und die keine Schmerzen verursachen. Da sie sehr teuer sind, werden sie jedoch nur verwendet, wenn die Situation es wirklich erfordert.

## Wichtiges auf einen Blick

- Es existieren zwei Hauptformen – die klassische und die einfache Migräne.
- Die klassische Migräne besteht aus vier Stadien: der Vorphase, der Aura, der Kopfschmerzphase und dem Zeitabschnitt, in dem die Beschwerden allmählich abklingen. Bei der einfachen Migräne tritt keine Aura auf.
- Die Kopfschmerzen sind meist einseitig und sitzen vor allem im Bereich von Stirn und Schläfe.
- Hingegen haben Cluster-Kopfschmerzen (die oft mit Migräne verwechselt werden) ihr Zentrum am Auge.
- Es gibt in der Medizin keinen speziellen »Migränetest«. Deshalb ist die genaue Schilderung der Beschwerden so wichtig für die Diagnose.

# Die Migräne meistern

*Viele Migräne-Kranke verbergen ihr Leiden vor Kollegen, Freunden, ja sogar der Familie – oft aus Angst, einfach als »neurotisch« abgestempelt zu werden. Gegen solche Vorurteile wendet sich die moderne Medizin und versucht bei allen Beteiligten das Verständnis dafür zu wecken, dass Migräne eine ernst zu nehmende organische Störung ist.*

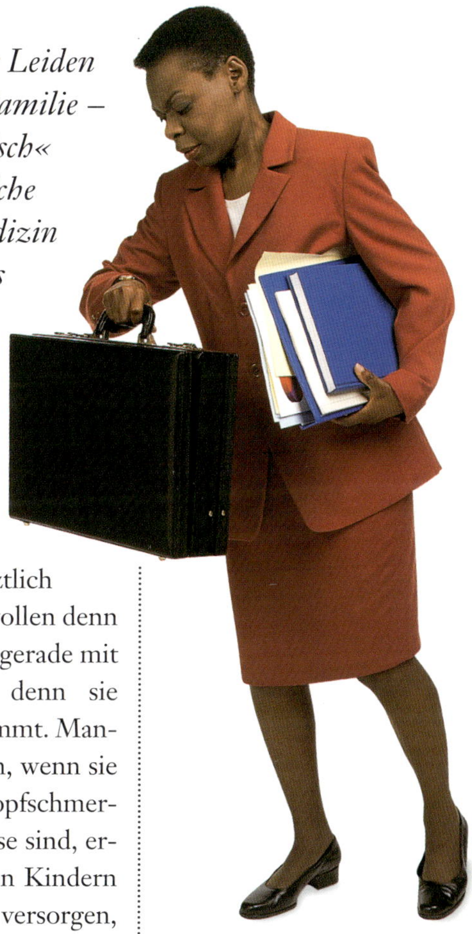

DURCHHALTEN
*Viele fühlen sich verpflichtet, auch während eines Anfalls ganz normal weiterzuarbeiten.*

Auch wenn die Migräne von der Medizin längst als eine echte Krankheit »anerkannt« wird, fühlen sich viele Betroffene im Alltagsleben unverstanden, belächelt und letztlich mit ihren Beschwerden allein gelassen. Viele wollen denn auch nicht »schlapp machen«, selbst wenn sie gerade mit einem heftigen Migräne-Anfall kämpfen, denn sie spüren, dass ihre Umgebung sie nicht ernst nimmt. Manche haben auch Angst, ihre Arbeit zu verlieren, wenn sie ein ums andere Mal fehlen – »bloß wegen Kopfschmerzen«, wie der Chef meint. Denen, die zu Hause sind, ergeht es nicht unbedingt besser: Mit lärmenden Kindern fertig zu werden und den Haushalt zu versorgen, während der Migräne-Anfall immer schlimmer wird, ist mehr als schwierig.

Die Migräne unterbricht den Lebensalltag eines Menschen immer wieder mit Gewalt – das entgeht all jenen, die nicht »hinter die Kulissen« schauen. Daher fällt es ihnen oft schwer, das Ausmaß des Problems zu verstehen.

Die meisten Migräne-Kranken halten den Arbeitstag und andere Verpflichtungen durch, sind dann jedoch am Ende ihrer Kräfte. Verabredungen mit Freunden werden abgesagt, das Familienleben muss zurückstehen. Mit anderen Worten: Die Arbeit wird so gut es geht erledigt, aber es trifft die Freizeit und die sozialen Kontakte.

Die Schwierigkeiten hängen natürlich von der Stärke und Zahl der Anfälle ab. Viele Betroffene haben nur selten Beschwerden und können diese mit Schmerzmitteln gut beherrschen; medizinische Hilfe suchen sie lediglich, wenn die Anfälle sich häufen oder schwerer werden. Untersuchungen zufolge fragen insgesamt nur 30 Prozent der Migräne-Kranken den Hausarzt um Rat.

Dies ist allerdings nicht unbedingt positiv zu bewerten: Zwar ist Migräne nicht heilbar, aber es gibt zahlreiche Möglichkeiten, die Beschwerden zu lindern – mit und ohne Medikamente. Sicher ist es nicht immer einfach, die Migräne wirklich »in den Griff« zu bekommen, die Chancen steigen jedoch sehr, wenn man Unterstützung von seinem Hausarzt oder einer speziellen medizinischen Einrichtung erhält, aber auch Hilfe von der Familie und von Freunden.

Migräne ist immer ein individuelles Problem: Was für andere gut ist, muss nicht unbedingt für Sie gut sein – und umgekehrt.

Versuchen Sie zunächst, der Migräne mit einfachen Mitteln beizukommen. Probieren Sie aber nicht alles gleichzeitig aus. Wenn Sie das Gefühl haben, auf diesem Weg nicht recht erfolgreich zu sein, sollten Sie sich mit Ihrem Hausarzt beraten. Sie können sich auch an eine spezielle (Kopf-)Schmerzambulanz wenden (siehe S. 93).

## VORBEUGUNG

Sie können dafür sorgen, dass Ihre Migräne seltener und weniger schwer auftritt, wenn Sie darauf achten, was Sie vor einem Anfall z. B. tun, fühlen, essen oder trinken.

### FÜHREN SIE EIN MIGRÄNE-TAGEBUCH

Um Zusammenhänge aufzudecken, sollten Sie Ihre Anfälle dokumentieren. Denn eigentlich ist es zwar ein Glück, dass wir Beschwernisse schnell vergessen – aber genau deshalb passiert es, dass Sie zwar nach jedem Anfall beschließen, jetzt endlich etwas gegen die Migräne zu tun, doch bis zum nächsten Mal die Sache wieder aus dem Kopf verlieren ...

### HALTEN SIE MÖGLICHE AUSLÖSER FEST

Ebenso wichtig wie Zeitpunkt und Verlauf der Migräne ist, was davor passierte. Auf Seite 19 bis 25 wurden die Faktoren besprochen, die einen Anfall begünstigen können. In der Regel ist nicht allein einer ausschlaggebend, sondern mehrere kommen zusammen. Deshalb dürfen Sie sich auch nicht irritieren lassen, wenn ein und derselbe Faktor einmal zu wirken scheint, ein anderes Mal nicht.

Sinnvoller, als die Antwort darauf zu suchen, welcher Faktor genau zu einem Anfall führt, ist es, zu klären, wie viele Faktoren es braucht, um Ihre Toleranzschwelle zu überschreiten. Auch in Ihrem normalen Alltagsleben kann es Dinge geben, die Anfälle begünstigen, sich jedoch erst bemerkbar machen, wenn plötzlich weitere Migräne-Faktoren auftauchen. Wichtig ist, dass Sie an jedem Tag auf mögliche

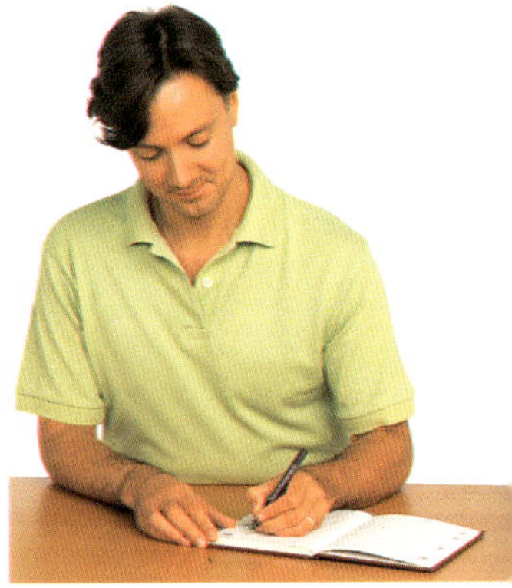

DAS TAGEBUCH
*Prüfen Sie jeden Abend, mit welchen möglichen Auslösern Sie zu tun hatten, und halten Sie die Einzelheiten eines jeden Anfalls fest.*

**Wichtige Notizen zum Anfall**

- Datum
- Wochentag
- Tageszeit des Beginns
- Ob der Anfall während der Monatsblutung war
- Welche Symptome in welcher Abfolge auftraten
- Dauer des Anfalls
- Namen der Medikamente
- Zeitpunkt der Einnahme
- Wirkung der Medikamente
- Wie der Anfall endete

Auslöser achten, nur so können Sie das »Rätsel« lösen. Bevor Sie abends ins Bett gehen, sollten Sie daher die Liste der häufigsten Faktoren auf Seite 20 durchschauen und in Ihr Migräne-Tagebuch eine Notiz zur »aktuellen Lage« machen. Wenn Sie gerade Medikamente, Vitamin- oder andere Aufbaupräparate nehmen, sollte auch dies Erwähnung finden. Als Frau sollten Sie etwaige prämenstruelle Beschwerden sowie Ihre Monatsblutung vermerken; außerdem ist wichtig, ob Sie die »Pille« benutzen oder Hormone zur Behandlung von Wechseljahresbeschwerden.

### So beeinflussen Sie die Faktoren

Führen Sie Ihr Tagebuch mindestens über den Zeitraum von fünf Anfällen. Sehen Sie dann Ihre Aufzeichnungen durch und prüfen, wann sich Auslöse-Faktoren »zusammenballten« und wann die Anfälle auftraten. Stellen Sie auch fest, ob es Warnsignale vor Beginn der Beschwerden gab.

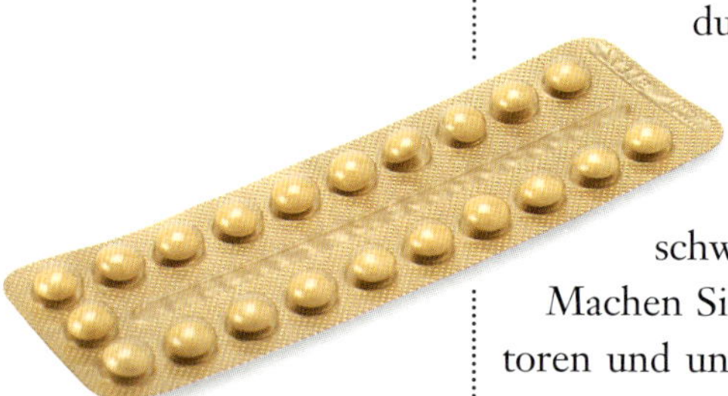

Hormonelle Verhütung
*Bei einigen Frauen wirkt sich die »Pille« ungünstig auf die Migräne aus; Anfälle treten dann meist während der Monatsblutung auf.*

Machen Sie nun eine Liste der für Sie wichtigen Faktoren und unterteilen diese in zwei Gruppen: in solche, die Sie selbst beeinflussen können (z. B. Ess- und Trinkverhalten), und solche, bei denen dies nicht möglich ist (z. B. Monatsblutung). Nehmen Sie sich die Faktoren vor, die Sie verändern können – immer nur einen, sonst können Sie nicht sagen, welcher wirklich wichtig ist. Versuchen Sie auch, Situationen »auszugleichen«: Haben Sie gerade eine Stressphase, so essen Sie sehr regelmäßig und machen täglich Entspannungsübungen.

Beginnen Ihre Anfälle meist am späten Vor- oder Nachmittag, so kann das daher kommen, dass Ihre Mahlzeiten zu weit auseinander liegen. Gewöhnen Sie sich an einen

Imbiss zwischendurch, vielleicht ist damit das Problem gelöst. Wenn Sie früh zu Abend essen, gilt Ähnliches: Wachen Sie häufig mit Kopfschmerzen auf, so sollten Sie vor dem Schlafengehen noch eine Kleinigkeit zu sich nehmen.

Verschiedene Nahrungsmittel werden in Verbindung gebracht mit Migräne, darunter Schokolade, Rotwein, Zitrusfrüchte und Käse. Können Sie jedoch den Einfluss anderer Faktoren einschränken, so brauchen Sie Ihre Ernährung unter Umständen nur wenig zu verändern.

Wenn Sie vermuten, dass in Ihrem Fall ein Nahrungsmittel besonders ins Gewicht fällt, so sollten Sie auf dieses für etwa zwei Monate verzichten und prüfen, welche Auswirkung das auf Ihre Anfälle hat (siehe S. 21). Nehmen Sie an, dass sogar eine ganze Reihe Nahrungsmittel eine Rolle spielen, so sollten Sie die richtige Vorgehensweise erst mit Ihrem Hausarzt besprechen, sonst besteht für Sie die Gefahr eines Nährstoffmangels.

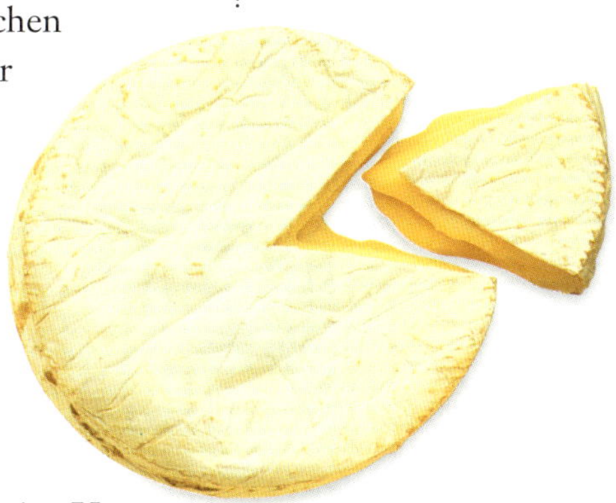

Einer der »Verdächtigen«
*Viele Migräne-Kranke haben die Erfahrung gemacht, dass Käse als auslösender Faktor wirken kann. Vermuten Sie dies in Ihrem Fall auch, so sollten Sie etwa zwei Monate lang keinen Käse mehr essen und die Anzahl Ihrer Anfälle beobachten.*

## Selbsthilfe beim Anfall

Wenn Sie rechtzeitig auf die Warnsignale der Migräne reagieren, können Sie die Wucht der Anfälle »drosseln« – etwa durch die schnelle Einnahme von Medikamenten

### Die Vorboten erkennen

Einige Stunden vor dem Anfall, manchmal auch schon am vorherigen Tag beginnt die Vorphase. Die Veränderungen der Stimmung und des Körperempfindens, die sie kennzeichnen, treten sowohl vor der klassischen als auch vor der einfachen Migräne auf. Wer nicht bewusst auf die

## Typische Zeichen der Vorphase

- Ungeschicklichkeit
- häufiges Gähnen
- Müdigkeit
- steifer Hals
- Durst
- Licht- und Geräusch-empfindlichkeit
- Gereiztheit
- Heißhunger auf Süßes

feinen Signale achtet, kann allerdings leicht über sie »hinwegsehen«. Mögliche Anzeichen sind Müdigkeit, eine gewisse Ungeschicklichkeit und häufiges Gähnen; unter Umständen haben Sie aber auch einfach mehr Durst als sonst oder reagieren empfindlich auf Licht bzw. Geräusche.

Einige Symptome werden fälschlich als Auslöser des Anfalls angesehen. So kann der Heißhunger auf Süßes dazu führen, dass man viel der oft zu Unrecht »verdächtigten« Schokolade isst. Auch fühlt mancher sich in der Vorphase besonders gut und ist sehr aktiv. Hinterher meint er dann, er hätte sich verausgabt und daraufhin den Anfall bekommen – in Wirklichkeit hatte die Migräne schon längst angefangen.

Wenn Sie die Warnsignale der Vorphase erkennen, ist das von großem Wert: Meiden Sie jetzt weitere Auslöser, so können Sie der Migräne unter Umständen für dieses Mal »die Spitze nehmen«.

Darüber hinaus sollten Sie immer eine Dosis der nötigen Medikamente bei sich tragen und diese auch sofort nehmen, wenn Sie spüren, dass die Migräne heraufzieht. Das ist deshalb so wichtig, weil der Magen während der Kopfschmerzphase nicht normal arbeitet und deshalb die Wirkstoffe der Tabletten nur langsam ins Blut gelangen.

### Die Attacke überstehen

Wenn möglich, sollten Sie etwas essen. Knäckebrot, trockene Kekse oder Zwieback können die Übelkeit lindern. Selbst wenn Sie sich erbrechen müssen, ist es besser, Sie haben keinen leeren Magen. Jedoch hat manch einer auch Appetit während des Migräne-Anfalls und braucht etwas Süßes, ein anderer wiederum trinkt Limonade oder Tee mit Zucker. Im Idealfall sollten Sie sich vor allem ausruhen. Schlaf ist der beste Weg, wieder zu Kräften zu kommen, während das Ankämpfen gegen den Anfall diesen oft nur noch verlängert. Natürlich kann heutzutage kaum jemand alles fallen lassen und sich ins Bett legen – aber versuchen Sie wenigstens, sich zu schonen.

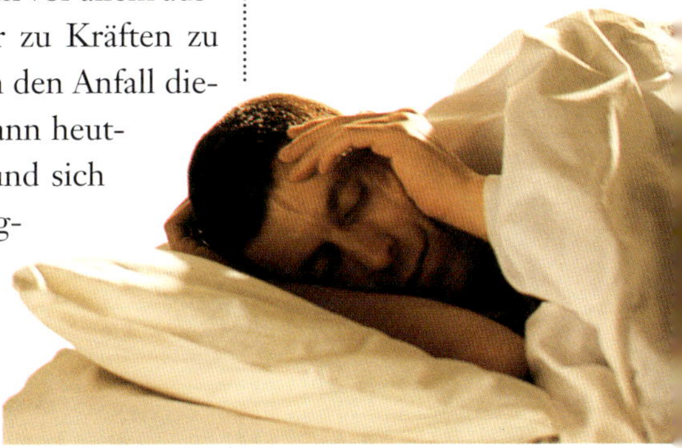

NATÜRLICHE ERHOLUNG
*Wenn Sie die Möglichkeit haben: Die beste »Therapie« bei einer Migräne ist, sich für ein paar Stunden ins Bett zu legen und zu schlafen*

Verschieben Sie alles, was höhere Konzentration erfordert, auf einen anderen Tag. Essen Sie immer wieder eine Kleinigkeit und nehmen Sie Schmerzmittel, um die Migräne »in Zaum zu halten«.

Legen Sie eine warme oder eine kalte Packung (je nachdem, was Ihnen angenehm ist) auf den Nacken oder einen anderen schmerzhaften Punkt. Ziehen Sie eine spezielle Augenmaske aus dem Sanitätsfachgeschäft über (siehe S. 29). Und: Was auch immer Ihnen jetzt hilft – tun Sie es!

## WANN ZUM HAUSARZT?

Können Sie Ihre Migräne-Anfälle allein bewältigen, so brauchen Sie keine medizinische Hilfe. Gibt es aber einen Zweifel über den Grund Ihrer Beschwerden oder verändern sich diese, so sollten Sie Ihren Hausarzt aufsuchen und die Situation abklären lassen.

Nur selten sind Kopfschmerzen Anzeichen einer schweren Erkrankung. Von vornherein ausschließen lässt es sich jedoch nicht, und der Arzt wird Ihre Symptome auf jeden Fall ernst nehmen. Es ist immer besser, Beschwerden auf den Grund zu gehen, als sich – meist unbegründete – Sorgen zu machen.

Auch ohne Medikamente kann man viel gegen Migräne tun (siehe S. 71). Andernfalls kann Ihr Hausarzt Sie über die Anwendung rezeptfreier Präparate beraten oder Ihnen spezielle Mittel verschreiben. Haben Sie schon einmal eine medikamentöse Behandlung ausprobiert, die aber nur mäßigen oder gar keinen Erfolg hatte, so sollten Sie unbedingt noch einmal einen Versuch mit einem anderen Mittel starten, das in Ihrem Fall besser wirkt.

Nehmen Sie Ihr Migräne-Tagebuch mit zum Arzt. Verfassen Sie eine Liste der Medikamente, mit denen Sie bisher Ihr Glück versucht haben. Vergegenwärtigen Sie sich, wann Ihre Anfälle begannen und wie sie sich veränderten. Mit diesen Informationen kann Ihr Arzt ein Behandlungskonzept entwerfen, das möglichst genau auf Sie abgestimmt ist. Allerdings ist nicht vorauszusagen, welches Mittel für wen das Beste ist. Vielleicht trifft Ihr Arzt auf Anhieb »ins Schwarze«, vielleicht sind aber auch weitere Versuche nötig. Migräne ist bis heute nicht heilbar, doch kann die Medizin Ihnen helfen, Ihre Anfälle zu meistern.

MEDIZINISCHE HILFE
*Ihre Hausärztin oder Ihr Hausarzt kann Sie über die beste Vorbeugung und die richtigen Medikamente zur Behandlung eines Migräne-Anfalls beraten.*

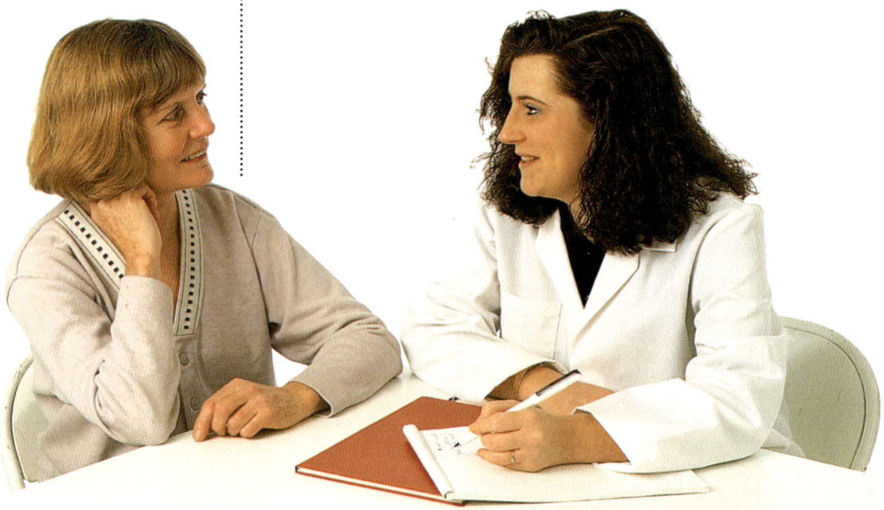

## WICHTIGES AUF EINEN BLICK

- Führen Sie ein Tagebuch über die Anfälle und ihre möglichen Auslöser, um die Zusammenhänge zu erkennen.
- Schließen Sie einen Auslöser nach dem anderen aus.
- Wollen Sie auch Ihre Ernährung stärker verändern, so sollten Sie sich vorher Rat beim Hausarzt holen.
- Schonen Sie sich während der Anfälle.
- Nehmen Sie medizinische Hilfe in Anspruch.

# Kopfschmerzen bei Frauen

SPIEL DER HORMONE
*Drei Viertel aller Migräne-Kranken sind Frauen. Oft stehen die Anfälle bei ihnen mit dem Monatszyklus in Verbindung.*

*Ein wahrer Kern steckt leider darin, wenn Männer die »ewigen« Kopfschmerzen der Frauen belächeln – sie sind tatsächlich viel häufiger betroffen.*

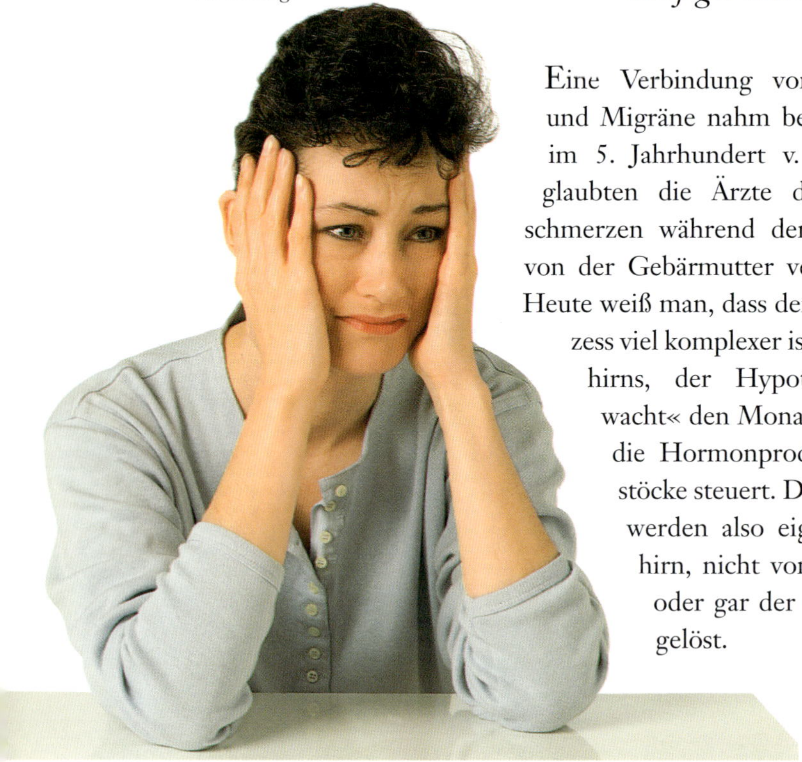

Eine Verbindung von Monatsblutung und Migräne nahm bereits Hippokrates im 5. Jahrhundert v. Chr. an. Lange glaubten die Ärzte dann, dass Kopfschmerzen während der Periode einfach von der Gebärmutter verursacht würden. Heute weiß man, dass der Entstehungsprozess viel komplexer ist: Ein Teil des Gehirns, der Hypothalamus, »überwacht« den Monatszyklus, indem er die Hormonproduktion der Eierstöcke steuert. Die Kopfschmerzen werden also eigentlich vom Gehirn, nicht von den Eierstöcken oder gar der Gebärmutter ausgelöst.

## DER EINFLUSS DER HORMONE

Es gibt nur wenige Untersuchungen zum Zusammenhang von Hormonen und Kopfschmerzen, jedoch zeigte eine Studie der City of London Migraine Clinic, dass Frauen um ihre Monatsblutung herum deutlich anfälliger als sonst sind. Kopfschmerzen gehören außerdem zum prämenstruellen Syndrom und treten häufig in den Wechseljahren auf. Manche Frauen haben mehr Kopfschmerzen als vorher, wenn sie mit der Einnahme der »Pille« beginnen. Das gibt sich meist nach einigen Monaten, doch gelegentlich muss die Betreffende deshalb zu einem anderen Präparat wechseln. Abgesehen von diesen Fällen haben hormonelle Veränderungen offenbar wenig Einfluss auf die Entstehung von Kopfschmerzen.

## »MENSTRUELLE MIGRÄNE«

Bei einer weiteren Untersuchung derselben Londoner Klinik gaben etwa 50 Prozent der befragten Frauen an, eine Verbindung zwischen der Migräne und ihrem Monatszyklus ziehen zu können. Außerdem fiel der erste Migräne-Anfall bei 15 Prozent der Frauen in das Jahr der ersten Monatsblutung. Andere Studien haben ergeben, dass die Anfälle in den ersten Jahren oft noch unregelmäßig über den Zyklus verteilt sind, sich jedoch bei einem Teil der Frauen im vierten Lebensjahrzehnt ein gleich bleibender monatlicher »Migräne-Rhythmus« entwickelt. Dieser verfestigt sich manchmal auch, wenn die Periode nach der Geburt eines Kindes wieder einsetzt.

An der City of London Migraine Clinic wurde festgestellt, dass etwa zehn Prozent der dort betreuten Frauen ihre Migräne-Anfälle regelmäßig innerhalb der zwei Tage vor Periodenbeginn oder der folgenden drei Tage haben – und zu keiner anderen Zeit des Zyklus. Diese »menst-

## Migräne und Monatszyklus

Viele Frauen bekommen ihre Migräne-Anfälle regelmäßig ein bis zwei Tage vor Beginn der Monatsblutung oder in den drei dann folgenden Tagen.

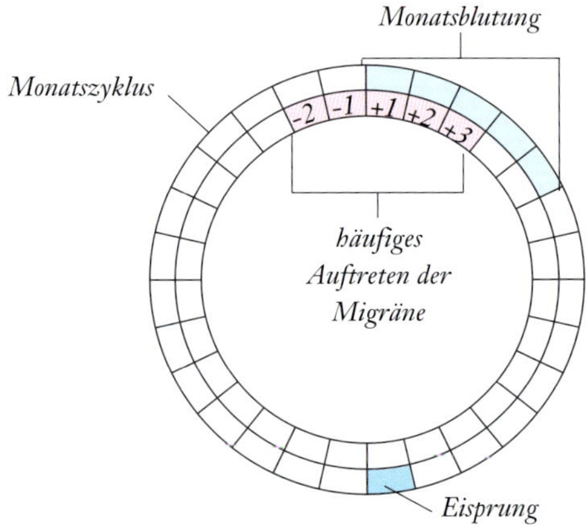


ruelle Migräne« hängt offensichtlich mit dem monatlichen Abfall der weiblichen Geschlechtshormone – genauer: der Östrogene – zusammen. Man braucht den Hormonspiegel dieser Frauen nicht zu untersuchen, er zeigt keine Auffälligkeiten. Sie scheinen einfach auf die normalen Hormonschwankungen zu reagieren.

Zwar kann man das Absinken des Östrogenspiegels mit Hormongaben verhindern, doch haben Studien gezeigt, dass eine solche Behandlung nicht bei jeder Frau wirkt. Deshalb erforscht man jetzt auch andere Stoffe, deren Spiegel sich im Lauf des Zyklus verändert, etwa die Prostaglandine, spezielle chemische Botenstoffe.

Die hormonellen Veränderungen haben auch Einfluss auf andere Auslöser, die dann ihrerseits am Entstehen der »menstruellen Migräne« mitwirken. Wenn Sie als Migräne-kranke Frau vor oder während der Periode z. B. Alkohol trinken oder eine Mahlzeit auslassen, dann fällt dies sehr viel stärker ins Gewicht als sonst.

## WIRKSAME SELBSTHILFE

Wenn Sie vermuten, dass es auch bei Ihnen eine Verbindung zwischen Monatszyklus und Migräne gibt, so sollten Sie als Erstes ein spezielles Tagebuch anfangen (siehe S. 39). So finden Sie heraus, in welcher Beziehung zueinander die Anfälle und der Zyklus genau stehen. Beschreiben Sie Anzeichen des prämenstruellen Syndroms (z. B. Brustschmerzen, Heißhunger auf Süßes) ebenso wie jede Migräne und jede Monatsblutung. Vermerken Sie den Beginn, die Dauer und die Beschwerden eines Anfalls; außerdem den Einnahme-Zeitpunkt und die Wirkung der Medikamente. Ebenso wichtig ist die Stärke und Länge einer jeden Blutung. Und als Letztes: Notieren Sie andere mögliche Migräne-Auslöser (siehe S. 20).

Schauen Sie Ihre Aufzeichnungen nach einigen Monaten durch, ob Sie einen »Migräne-Rhythmus« erkennen können. Hatten Sie tatsächlich häufig vor oder während der Monatsblutung Migräne, dann sollten Sie nun versuchen, andere mögliche Auslöser kurz vor bzw. in dieser Zeitphase zu meiden. Eventuell genügt dies schon, um den Anfällen vorzubeugen. Achten Sie darauf, dass Sie nicht übermüdet sind, verzichten Sie auf Alkohol und essen Sie mehrere Zwischenmahlzeiten pro Tag (siehe S. 19–25).

Auch die Behandlung des prämenstruellen Syndroms kann sich positiv auf die Migräne auswirken. Hilfreich sind hier Vitamin-$B_6$-Präparate oder Nachtkerzenöl.

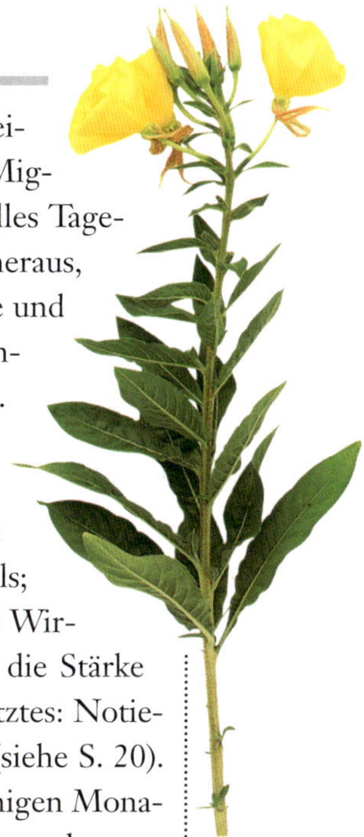

PFLANZENHEILMITTEL
*Nachtkerzenöl ist eine natürliche Quelle für Gamma-Linolensäure, eine spezielle Fettsäure, die gegen prämenstruelle Beschwerden hilft.*

Wenn allerdings die Anfälle nach einigen Monaten trotz aller Maßnahmen immer noch gleich häufig und stark auftreten, sollten Sie ärztlichen Rat suchen.

## Hormonelle Verhütung

Die meisten Frauen, die die »Pille« benutzen, stellen keinerlei Veränderung der Migräne fest. Bei einigen kommt es sogar zu einer Besserung. Bei anderen werden die Anfälle jedoch häufiger oder schwerer; sie treten dann typischerweise während der einen Woche auf, in der die »Pille« nicht eingenommen wird.

Auch kommt es öfter zu gewöhnlichen Kopfschmerzen. Aber in vielen Fällen geben sich all diese Probleme wieder, weshalb es sinnvoll ist, die »Pille« nicht gleich abzusetzen, sondern ein paar Monate auszuprobieren.

Die meisten Ärzte gehen davon aus, dass Frauen mit Migräne die »Pille« ohne Probleme benutzen können, vorausgesetzt sie haben keine Anfälle der klassischen Form. Allerdings kann auch bei manchen Frauen, die eine einfache Migräne haben, wenn sie mit der Einnahme beginnen, eine Aura auftreten. In diesem Fall ist eine nicht-hormonelle Verhütungsmethode besser.

Viele Vorbehalte gegenüber der »Pille« haben ihre Ausgangsbasis in relativ alten Untersuchungen. Damals musste man davon ausgehen, dass Frauen mit Migräne von einigen der unerwünschten Nebenwirkungen stärker betroffen sein würden. Auch enthielten die Präparate noch hohe Östrogendosen; diese steigern – bei allen Frauen, besonders aber bei Raucherinnen – das Risiko für eine Thrombose.

Bei den jetzigen Präparaten ist der Östrogengehalt gering und daher die Thrombosegefahr für Frauen unter 40, die nicht rauchen, niedrig. Auch die Wahrscheinlichkeit, dass sich die »Pille« auf die Migräne auswirkt, ist als nicht mehr allzu hoch einzuschätzen – doch Vorsicht ist nie verkehrt. Hinzukommt, dass es heute durchaus sichere Alternativen zur hormonellen Verhütung gibt; lassen Sie sich darüber von Ihrer Frauenärztin beraten.

## Schwangerschaft

Oft wird behauptet, in der Schwangerschaft bessere sich die Migräne, doch das muss nicht so sein. Beispielsweise zeigte eine Studie, dass Frauen, deren Migräne vorher mit der Periode verbunden war, nur in 64 Prozent der Fälle weniger oder leichtere Anfälle hatten.

Zu Beginn der Schwangerschaft kann die Migräne sogar schlimmer werden, nach drei Monaten verspüren jedoch etwa 70 Prozent der Frauen eine Besserung. Beim Rest bleibt sie unverändert oder wird eventuell stärker. Gelegentlich kommt es zum ersten Anfall überhaupt, oder es tritt eine Aura zu den bekannten Beschwerden.

Auch die Geburt des Kindes stellt für manche Frauen einen kritischen Zeitpunkt dar. Für danach auftretende Anfälle kann neben anderen Faktoren die Übermüdung verantwortlich sein. Nicht selten kehrt die Migräne dann zurück, wenn die Monatsblutungen wieder beginnen. Bei den meisten Frauen hat sie die alte Form und Häufigkeit, doch möglicherweise ist sie auch enger als bisher mit der Periode verbunden.

Wenn Sie zur Behandlung der Migräne auf Medikamente angewiesen sind, ist die Situation während der Schwangerschaft nicht ganz einfach. Unbedenklich sind jedoch Präparate mit dem Wirkstoff Paracetamol. Achten Sie auch darauf, dass Sie regelmäßig kleine Zwischenmahlzeiten essen und sich

Sinnvolle Vorbeugung

*Damit der Blutzuckerspiegel nicht abrupt absinkt, sollten Sie während der Schwangerschaft regelmäßige Zwischenmahlzeiten einlegen; achten Sie außerdem darauf, dass Sie genug Schlaf bekommen.*

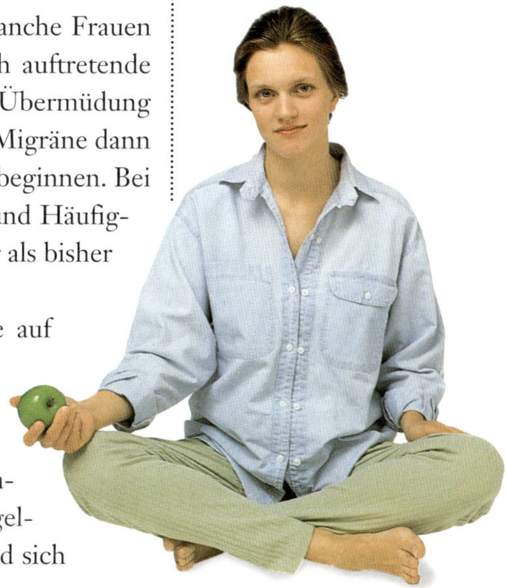

genügend ausruhen. Die Selbsthilfetipps auf Seite 41 bis 43 geben Ihnen weitere Anregungen; zusätzlich sollten Sie sich von Ihrer Frauenärztin bzw. Ihrer Hebamme beraten lassen.

## Gebärmutterentfernung

Es gibt keinen Anhaltspunkt dafür, dass sich die operative Entfernung der Gebärmutter zur Behandlung von »menstruellen Kopfschmerzen« eignet, denn der monatliche Zyklus entsteht, weil mehrere Organe des Körpers mit Hilfe von Hormonen zusammenwirken – das Gehirn, die Eierstöcke und die Gebärmutter. Wenn man letztere entfernt, so hat dies wenig Auswirkungen auf die üblichen Hormonschwankungen – die ja die Kopfschmerzen bedingen – auch wenn die Periode von nun an ausbleibt.

## Wechseljahre

Viele Frauen, die wegen ihrer Migräne zum Arzt gehen, sind Anfang bis Mitte 40. In dieser Zeit beginnen die Eierstöcke, immer weniger Östrogene zu bilden, bis ihr Spiegel mit der letzten Monatsblutung, der Menopause, fast ganz absinkt. Es ist nicht ungewöhnlich, dass die Anfälle in dieser Phase des hormonellen Ungleichgewichts häufiger auftreten bzw. schwerer werden.

Die wenigen bisher durchgeführten Studien ergaben, dass die Migräne bei bis zu 45 Prozent der Frauen in den Wechseljahren schlimmer wird, bei 30 bis 45 keine Veränderung eintritt und es bei etwa 15 Prozent sogar zu einer Verbesserung kommt. Jedoch liegt die Ursache nicht immer direkt bei den Hormonen: So haben Frauen, die jetzt unter nächtlichen Schweißanfällen leiden, oft zu wenig Schlaf – und Übermüdung ist ihrerseits ein Migräne-Auslöser.

Nach den Wechseljahren wird die Migräne deutlich besser oder verschwindet ganz. Grund dafür ist möglicherweise, dass es nun keine Hormonschwankungen mehr gibt. Einige Frauen haben jedoch wie bisher Anfälle, die auch Jahre nach der Menopause einem monatlichen Rhythmus folgen können. Warum das so ist, weiß man noch nicht.

## HORMONTHERAPIE

In den Wechseljahren bilden die Eierstöcke immer weniger Östrogene. Die möglicherweise auftretenden Beschwerden (z. B. Hitzewallungen, Schweißanfälle, Schlafstörungen) können mit Hilfe einer Hormontherapie behandelt werden. Die natürlichen Östrogene, die man dazu verwendet, unterscheiden sich in ihrer Wirkung von den starken, künstlichen Östrogenen der »Pille«; auch Thrombosen werden von der Hormontherapie eher verhindert als gefördert. Eine Langzeitbehandlung wirkt der Osteoporose entgegen und senkt eventuell auch das Risiko für eine Herz-Kreislauf-Erkrankung. Aber weder braucht jede Frau eine Hormontherapie, noch darf diese Behandlung bei jeder Frau eingesetzt werden.

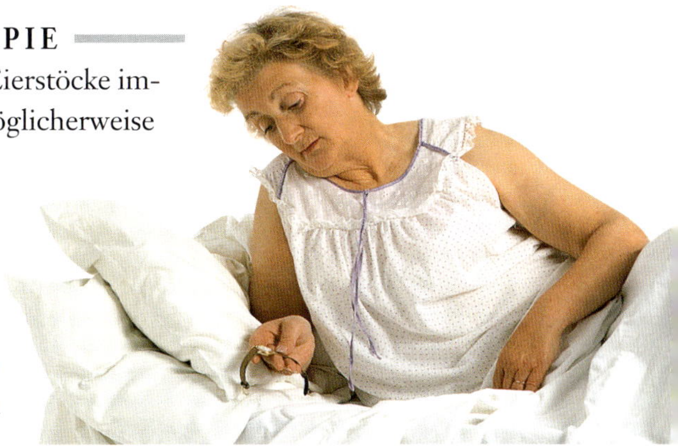

ÜBERMÜDUNG
*Eine Reihe von Frauen schlafen in den Wechseljahren schlecht, weil sie nachts Schweißanfälle haben. Übermüdung gehört jedoch zu den Faktoren, die Migräne-Anfälle begünstigen.*

Außer wenn die Gebärmutter entfernt wurde, müssen im Wechsel mit den Östrogenen auch Gestagene eingenommen werden. Diese ähneln den natürlichen Gegenspielern der Östrogene, welche normalerweise während des Zyklus gebildet werden. Gestagene sind nötig, um ein übermäßiges Wachstum der Gebärmutterschleimhaut und so auch die Entstehung von Krebs zu verhindern.

Verschiedene Untersuchungen ergaben, dass Frauen während oder kurz nachdem sie Gestagene nehmen, häufiger als sonst Kopfschmerzen haben, auch können sich andere Beschwerden einstellen, die denen des prämenstruellen Syndroms ähneln, so etwa Brustschmerzen, Wassereinlagerungen oder depressive Verstimmungen.

Nur wenige Studien haben sich bisher mit den Auswirkungen der Hormontherapie auf die Migräne beschäftigt – auch deshalb, weil es so viele verschiedene Methoden gibt: z. B. Tabletten für den täglichen Gebrauch, Pflaster, die alle ein bis zwei Wochen gewechselt werden, oder noch länger wirksame Einspritzungen. Wie alle Veränderungen des Hormonhaushalts kann eine solche Therapie die Migräne verschlechtern, aber auch verbessern. Geben Sie der Sache immer etwas Zeit, denn in den ersten drei Monaten muss sich der Körper erst an die neue Hormonsituation gewöhnen. Dokumentieren Sie Ihre Anfälle sowie gewöhnliche Kopfschmerzen im Migräne-Tagebuch (siehe S. 39). Sind Sie mit einer Therapiemethode nicht zufrieden, so lohnt es sich, noch eine zweite zu versuchen.

## Wichtiges auf einen Blick

- Bei einer Studie zogen etwa 50 Prozent der Frauen eine Verbindung zwischen der Migräne und ihrem Zyklus.
- Vermuten Sie, dass die Anfälle mit Ihrer Monatsblutung zusammenhängen, so führen Sie ein Migräne-Tagebuch.
- Dass sich die Einnahme der »Pille« auf die Migräne auswirkt, ist bei heutigen Präparaten unwahrscheinlich.
- Während der Wechseljahre kann sich die Migräne verstärken, danach wird sie jedoch meist wesentlich besser.

# Kopfschmerzen bei Kindern

*Auch Kinder haben Kopfschmerzen und Migräne. Sind sie noch klein, so gestaltet sich die Diagnose nicht ganz einfach, doch die gute Beobachtungsgabe der Eltern bringt den Arzt meist bald auf die richtige Spur.*

ELTERLICHER TROST
*Irgendwann einmal haben alle Kinder Kopfweh. Doch manche werden allzu oft von Migräne oder Spannungskopfschmerzen geplagt.*

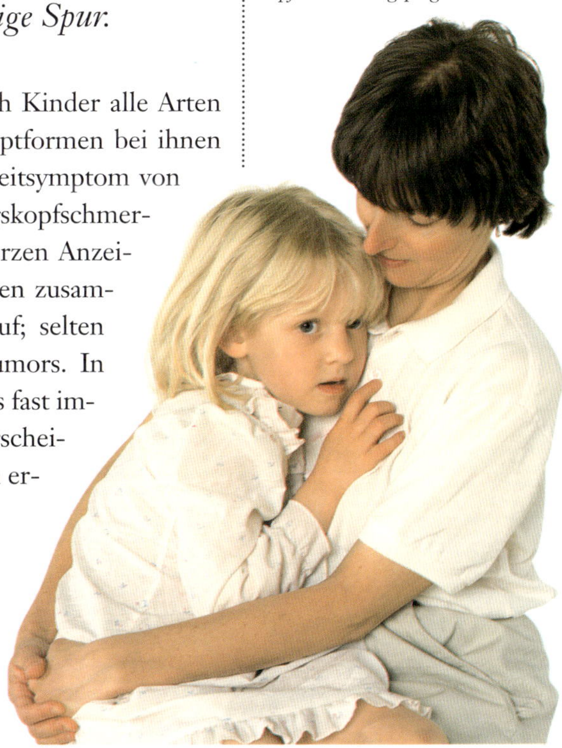

Genau wie Erwachsene können auch Kinder alle Arten von Kopfschmerzen haben; die Hauptformen bei ihnen sind jedoch Kopfschmerzen als Begleitsymptom von Infektionen, Migräne und Spannungskopfschmerzen. Weniger häufig sind die Schmerzen Anzeichen einer Kopfverletzung oder treten zusammen mit kurzzeitigem Schwindel auf; selten sind sie das Symptom eines Hirntumors. In den drei letztgenannten Fällen gibt es fast immer andere Zeichen, die eine Unterscheidung von harmlosen Schmerzformen ermöglichen.

## MIGRÄNE

Auch für Kinder hat die Medizin noch keinen einfachen »Migränetest«; die Diagnose des Arztes basiert also vor allem auf den Informationen, die er vom Kind selbst und seinen Eltern erhält. Als Leitlinie lässt sich formulieren, dass bei Migräne wiederholte – und durch keine andere Ursache zu erklärende – Kopfschmerzanfälle auftreten, zwischen denen beschwerdefreie Zeiten liegen, in denen das Kind sich völlig gesund fühlt. Dies ist eine sehr allgemeine, aber treffende »Definition« der Erkrankung.

Zwar haben wesentlich mehr Frauen als Männer Migräne, doch bis zur Pubertät liegt der Anteil bei Mädchen und Jungen mit je etwa 2,5 Prozent gleich hoch.

Bereits im Alter von 11 Jahren sind allerdings mehr Mädchen von Migräne betroffen – eine Tendenz, die bei den 13- bis 15-jährigen noch deutlicher wird.

Die Migräne kann sehr früh beginnen. Eine Studie mit Kindern im Alter von 7 Jahren ergab, dass das Durchschnittsalter bei Einsetzen der Anfälle 4,8 Jahre betrug.

FÜR ALLE FÄLLE

*Vielleicht ist Ihrem Kind beim Migräne-Anfall sehr übel, und es muss sich übergeben. Stellen Sie eine Schüssel ans Bett und ein Glas Wasser, dann können Sie ihm ab und an einen Schluck zu trinken geben.*

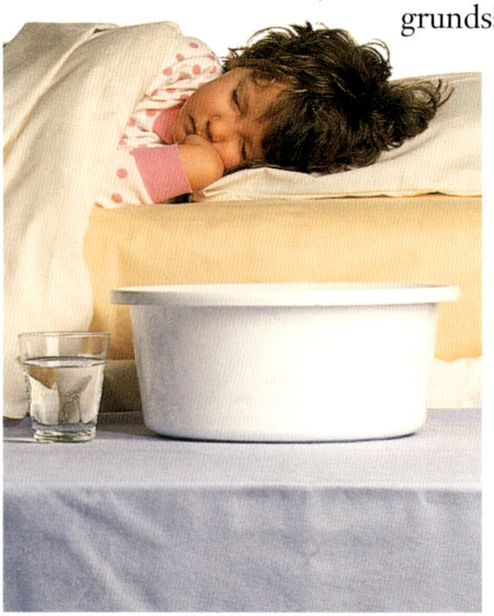

## DAS BESCHWERDEBILD

Migräne-Anfälle bei Kindern unterscheiden sich nicht grundsätzlich von denen des Erwachsenenalters; sie sind jedoch kürzer, dauern also meist nicht länger als ein bis vier Stunden. Eine relativ große Rolle spielt dabei »Bauchweh«, d. h. Übelkeit, Erbrechen und tatsächliche Bauchschmerzen. Bereits vor Entwicklung der Migräne leiden die Kinder zum Teil unter wiederkehrenden Bauchschmerzen und Reise-Übelkeit. Außerdem können sie oft schlechter schlafen als Altergenossen, sind unter Umständen ängstlicher, körperlich weniger kräftig und können Enttäuschungen schlechter »wegstecken«. Die Kopfschmerzen stehen bei Kindern eher im Hintergrund. Manche klagen in der ersten Zeit ihrer Migräne-Anfälle nur über Bauchschmerzen; sie sind blass und wirken antriebsarm, kämpfen mit Übelkeit und Erbrechen. Bei genauerem Befragen stellt sich dann aber doch meist heraus, dass sie auch Kopfschmerzen haben. In einigen Fällen bekommen Kinder eine klassische Migräne mit Aura, doch liegt der Anteil deutlich niedriger als bei Erwachsenen.

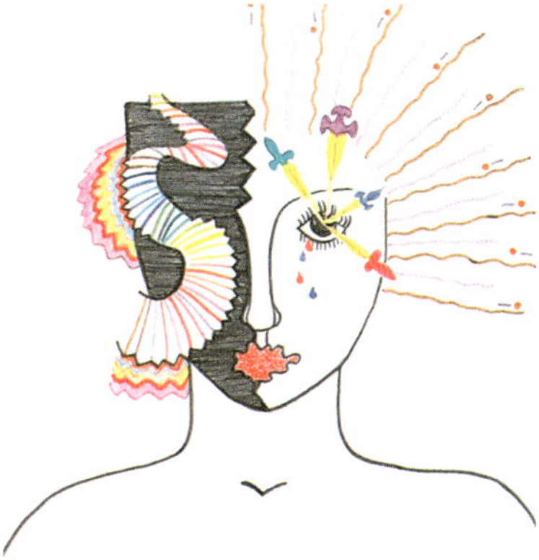

Migräne mit Aura
*Bei manchen Kindern kündigt sich der Anfall mit Sehstörungen an; möglich sind Lichterscheinungen wie Blitze, Sterne und flimmernde Gebilde; hier malte eine 13-jährige ihre Eindrücke.*

## Andere Migräneformen

Auch bei Kindern können verschiedene Sonderformen wie die ophthalmoplegische, die hemiplegische und die von Schwindel begleitete Migräne auftreten (siehe S. 35); jedoch sind sie insgesamt seltener.

## Mögliche Auslöser

Die Migräne-Anfälle werden ähnlich wie beim Erwachsenen vor allem durch körperliche und seelische Belastungen begünstigt. Zu diesen gehören auch Lärm, grelles Licht, Kälte, Schlafmangel, ausgelassene Mahlzeiten (besonders das Frühstück) und Aufregung – beispielsweise vor der nahenden Geburtstagsfeier.

## Die Behandlung

Natürlich ist es auch für Kinder das Allerbeste, den Migräne-Anfällen von vornherein vorzubeugen, indem man die Zahl der möglichen Auslöser reduziert. So brauchen sie beispielsweise ein nahrhaftes Frühstück, bevor sie in die Schule gehen, und möglichst auch ein kräftiges Mittagessen – ohne Chips und Schokolade (siehe S. 21). Viele Eltern fürchten, wenn ihr Kind unter Kopfschmerzen leidet, es habe eine schwere Erkrankung, etwa einen Hirntumor. Glücklicherweise ist dies nur selten der Fall. Gibt es Zweifel über den Grund der Beschwerden, so sollte ein Neurologe zu Rate gezogen werden.

Wenn Ihr Kind Medikamente zur Linderung der Migräne-Anfälle benötigt, dann wird der Arzt nur solche Mittel auswählen, die seinen Organismus möglichst wenig belasten. Zum Beispiel kommt hier der Wirkstoff Paracetamol in Frage. Gegen Übelkeit und Brechreiz wird er – wenn wirklich nötig – ein so genanntes Antiemetikum verordnen, etwa Domperidon oder Metoclopramid. Allerdings können nach der Einnahme dieser Medikamente krampfartige Bewegungsstörungen auftreten. Zwar zeigen sich diese nur kurzzeitig, doch sollte Ihr Kind die Medikamente dann nicht noch einmal bekommen.

Werden mögliche Auslöser gemieden und die Anfälle selbst konsequent behandelt, so ist nur in den wenigsten Fällen eine Dauerbehandlung mit Medikamenten nötig. Viele Eltern haben Angst, dass ihr Kind gerade während einer Schulprüfung Migräne bekommt, aber das ist äußerst selten. Wenn überhaupt ein Anfall heraufzieht, dann passiert dies fast immer nach einer Prüfung.

## SPANNUNGSKOPFSCHMERZEN

Auch sie kommen bei Kindern vor und sind bei Jugendlichen relativ häufig. Mal halten die Schmerzen weniger als eine Stunde an, mal sind sie von morgens bis abends zu spüren. Bisweilen treten sie fast täglich auf.

Spannungskopfschmerzen unterscheiden sich von der Migräne dadurch, dass ihnen keine Vorphase vorangeht, und obwohl dem Kind ebenfalls übel sein kann, muss es sich in der Regel nicht übergeben. Auch bei Spannungskopfschmerzen sind keine organischen Veränderungen feststellbar; die Diagnose fußt also allein auf den Informationen, die der Arzt von Ihnen erhält.

Wenn möglich sollte er zunächst allein mit Ihrem Kind sprechen, dann sollten Sie hinzukommen, am Schluss aber Gelegenheit haben, sich Ihrerseits allein mit ihm zu unterhalten. Diese Abfolge ist sinnvoll, weil nur Ihr Kind selbst sagen kann, wie sich die Kopfschmerzen anfühlen. Sie hingegen können eher beurteilen, in welchen Situationen diese auftreten und was sie begünstigt.

## Die Behandlung

Spannungskopfschmerzen kann man gewöhnlich nicht mit denjenigen Medikamenten behandeln, die gegen Migräne eingesetzt werden, auch wenn manchmal Paracetamol oder Azetylsalizylsäure helfen. Der zentrale Schritt ist, die individuelle Ursache der Kopfschmerzen herauszufinden. Oft spielen dabei Konflikte in der Familie eine Rolle. Möglich ist auch, dass die Beschwerden für das Kind einen Weg darstellen, unangenehme Dinge zu vermeiden – der einfachste Grund ist, dass es nicht zur Schule gehen möchte. In diesem Fall muss man herausfinden, warum es nicht dorthin will.

Eventuell reagiert das Kind aber auch auf Spannungen zwischen den Eltern und bringt mit den Kopfschmerzen sein eigenes Leiden an der Situation zum Ausdruck.

Es kann aber auch sein, dass ein Kind über Kopfschmerzen klagt, doch das wirkliche Problem ist viel komplexer und liegt an völlig anderer Stelle. In diesem Fall braucht es selbst, aber auch seine Familie vermutlich weitere medizinische bzw. psychologische Hilfe.

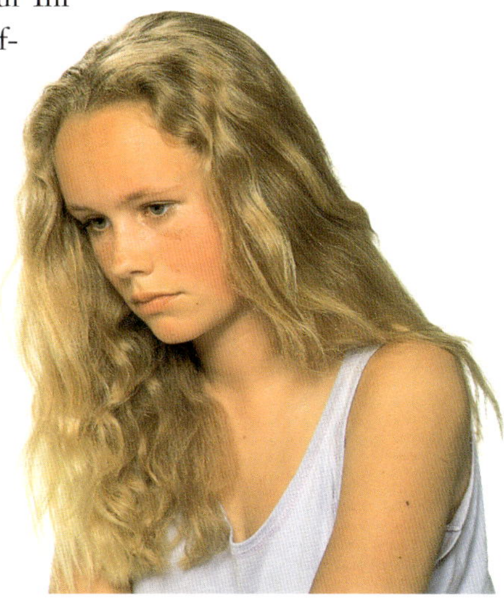

Emotionale Anspannung
*Die »Gefühlsstürme« in der Zeit des Erwachsenwerdens zusammen mit den Anforderungen der Schule führen dazu, dass viele Jugendliche immer wieder Kopfschmerzen haben.*

## Wichtiges auf einen Blick

- Migräne kann schon in sehr frühem Alter beginnen.
- Die Anfälle sind bei Kindern kürzer, doch treten häufiger Bauchschmerzen, Übelkeit und Erbrechen auf.
- Besonders wichtig für Migräne-kranke Kinder sind regelmäßige, nährstoffreiche Mahlzeiten.
- Spannungskopfschmerzen können ihren Grund in familiären Konflikten oder in Schulproblemen haben.

# Migräne-Behandlung mit Medikamenten

*Meist geht es nicht ohne sie, doch keinesfalls sollte man sich nur auf Medikamente verlassen. Im Gegenteil: Selbsthilfemaßnahmen sind das A und O. Ratschläge, wie Sie z. B. Migräne-Auslöser erkennen und meiden können, finden Sie auf Seite 39 bis 41.*

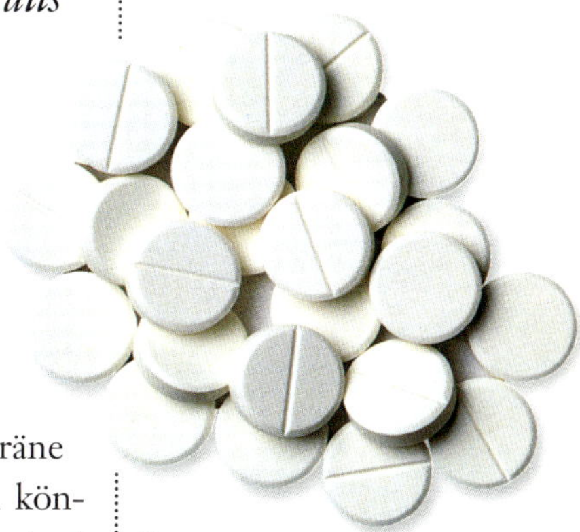

SCHMERZMITTEL
*Damit sie optimal wirken, sollten schmerzstillende Medikamente gleich zu Beginn des Anfalls eingenommen werden, jedoch nie in einer höheren Dosis als empfohlen.*

Viele Betroffene sind enttäuscht, weil sie die Migräne auch mit Medikamenten nicht wirklich beseitigen können. In der Tat gibt es keine Heilung, doch Arzneimittel können Häufigkeit und Schwere der Anfälle sehr vermindern. Auch verändert sich die Migräne selbst: Es mag Zeiten mit sehr vielen Anfällen geben, dann wieder passiert Monate, ja vielleicht sogar Jahre lang nichts. Danach richtet sich natürlich die Art der Behandlung.

Es gibt zwei Bereiche: die Linderung des akuten Anfalls und die Vorbeugung (Prophylaxe). Alle Medikamente (auch pflanzliche) haben Nebenwirkungen, doch sind sie in der Regel gering, wenn man die Mittel wie vorgeschrieben verwendet. Verordnet der Arzt Ihnen Tabletten für den Anfall, so nehmen Sie diese auf keinen Fall zur Vorbeugung jeden Tag. Das schadet Ihrer Gesundheit und kann die Anfälle obendrein verschlimmern.

## BEHANDLUNG DES ANFALLS

Im Folgenden wird es nun zunächst um diejenigen Medikamente gehen, die Sie ausschließlich während des Anfalls einnehmen sollten. Dies sind zum einen frei verkäufliche Schmerzmittel, zum anderen spezielle Migränemittel, die Sie vom Arzt verschrieben bekommen.

### FREI VERKÄUFLICHE SCHMERZMITTEL

Geeignet sind Präparate, die Azetylsalizylsäure oder Paracetamol enthalten. Diese Substanzen werden bisweilen mit einem anderen chemischen Stoff kombiniert, etwa mit Kodein (einem leichten Opiat), um die Wirkung zu erhöhen, oder mit einem Antihistaminikum, das gegen Übelkeit hilft. Einige Schmerzmittel sind besonders auf Migräne-Kranke »zugeschnitten«. In der Apotheke kann man Sie bei der Auswahl beraten.

REZEPTFREIE MEDIKAMENTE
*Lassen Sie sich in der Apotheke über die erhältlichen Präparate und deren mögliche Nebenwirkungen beraten.*

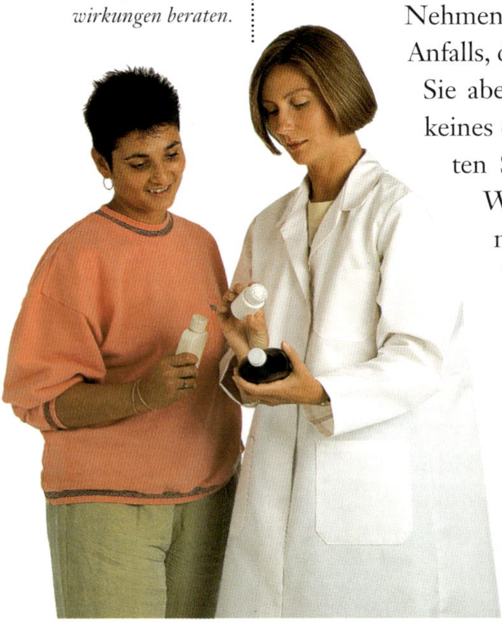

Nehmen Sie ein solches Mittel zu Beginn des Anfalls, damit es optimal wirkt; überschreiten Sie aber nie die empfohlene Menge. Hilft keines der Medikamente bei Ihnen, so sollten Sie Ihren Hausarzt um Rat fragen. Wenn Sie Schmerzmittel regelmäßig mehr als zwei bis drei Tage die Woche verwenden, können diese ihrerseits die Kopfschmerzen verschlimmern.

### REZEPTPFLICHTIGE MEDIKAMENTE

Wenn keines der Schmerzmittel bei Ihnen »anschlägt«, kann der Arzt Ihnen ein Präparat verschreiben, das eigentlich gegen

Übelkeit ist, etwa mit dem Wirkstoff Domperidon oder Metoclopramid. Ein solches Medikament verbessert gleichzeitig die Aufnahme gewöhnlicher Schmerzmittel in die Blutbahn.

Ein nicht-steroidales Antirheumatikum (NSAR) ist sinnvoll, wenn die Nacken- und Schultermuskeln in Mitleidenschaft gezogen sind; Wirkstoffe sind hier u. a. Diclofenac und Naproxen. Einige der Medikamente gibt es auch als Zäpfchen – falls Sie sich häufig erbrechen und daher keine Tabletten nehmen können.

Darüber hinaus gibt es Substanzen speziell zur Behandlung von Migräne. Sie lindern die Beschwerden, wie man vermutet, indem sie zu einer Verengung der Blutgefäße führen und verschiedene chemische Stoffe beeinflussen, die bei der Entstehung des Anfalls eine Rolle spielen. Die Substanz Ergotamin wird bereits seit über sieben Jahrzehnten in der Medizin eingesetzt; erst seit wenigen Jahren gibt es hingegen die so genannten Triptane. Alle Mittel sind sehr wirkungsvoll, man sollte sie aber nur in schweren Fällen verwenden. Auch sie müssen bald nach Beginn des Anfalls genommen werden – wenn einfache Schmerzmittel nicht helfen, sollte man damit höchstens eine Stunde warten. Während Schwangerschaft und Stillzeit sind die Medikamente nicht zu empfehlen.

## Ergotamin

Dieser Wirkstoff führt vor allem zum Zusammenziehen der Blutgefäße im Gehirn (so genannte Vasokonstriktion) und lindert vermutlich auf diesem Weg die Migräne-Kopfschmerzen. Die entsprechenden Präparate können als Tabletten oder Zäpfchen eingenommen werden, sind aber auch als Spray erhältlich (als so genanntes Dosier-Aerosol, ähnlich wie es auch Asthmatiker benutzen).

Ergotamin kann Übelkeit und Brechreiz hervorrufen bzw. verstärken, besonders dann, wenn die Dosis hoch ist. Sie können dem entgegenwirken, indem Sie gleichzeitig ein Mittel gegen Übelkeit einnehmen. Auch Muskelkrämpfe und Schwindel sind möglich. Wenn eine dieser Nebenwirkungen sich bemerkbar macht, sollten Sie die Dosis verringern. Verwenden Sie nur eine halbe Tablette oder ein halbes Zäpfchen (teilen Sie Zäpfchen mit einem scharfen Messer und vor allem der Länge nach).

Nehmen Sie das Präparat so früh wie möglich ein, halten Sie sich jedoch genau an die empfohlene Dosis, sonst kann es zu Vergiftungerscheinungen (Ergotismus) oder zur Verstärkung der Kopfschmerzen kommen. Gegen die Verwendung von Ergotamin sprechen Bluthochdruck und eine Erkrankung der Herzkranzgefäße.

Sumatriptan

*Zwar lindert bzw. beseitigt der Wirkstoff die Kopfschmerzen meist sehr gut, doch treten unter Umständen unangenehme Nebenwirkungen auf, und in manchen Fällen kehren die Beschwerden nach einigen Stunden zurück.*

## Die Wirkstoffgruppe der Triptane

Inzwischen gibt es vier verschiedene Wirkstoff-Varianten aus der Gruppe der Triptane: Sumatriptan, Naratriptan, Rizatriptan und Zolmitriptan. Sie alle wirken im Gehirn auf die Bindungsstellen für den körpereigenen Botenstoff Serotonin und erreichen damit eine Verengung der Blutgefäße. Man nimmt zwar an, dass Triptane nur diejenigen Gefäße beeinflussen, die beim Migräne-Anfall stark geweitet sind, nicht wie Ergotamin alle Gefäße des Körpers. Trotzdem sollten Sie keines der Mittel einnehmen, wenn Sie an einer Erkrankung der Herzkranzgefäße leiden oder an Bluthochdruck.

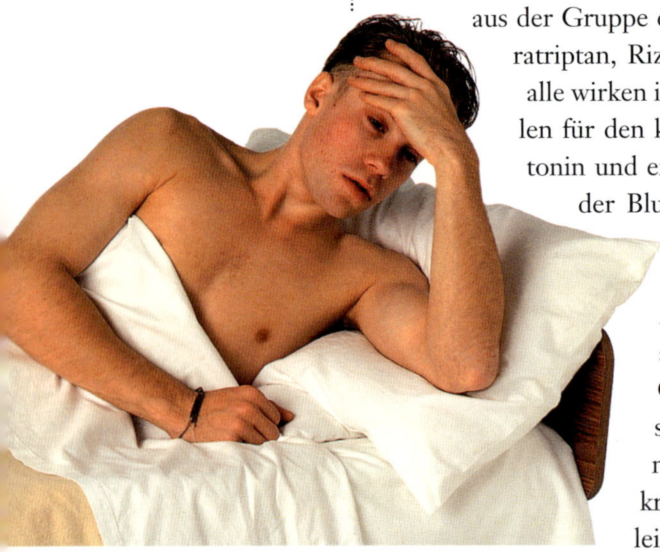

Wenn Sie ein erhöhtes Risiko für eine Herz-Kreislauf-Erkrankung haben – weil z. B. ein naher Verwandter von Ihnen einen Herzinfarkt oder einen Schlaganfall hatte, weil Sie Raucher sind oder Diabetes haben, so muss Sie der Arzt erst gründlich untersuchen.

Zu den möglichen Nebenwirkungen der Triptane gehören Übelkeit, Schwindel, Schläfrigkeit und Schwächegefühl. Ein anderes Problem ist, dass die Kopfschmerzen, auch wenn der Anfall zunächst erfolgreich behandelt wurde, zurückkehren können. Gewöhnlich hilft dann eine zweite Dosis des Mittels, doch hin und wieder kommen die Schmerzen mehrmals wieder.

Auch wenn Studien besagen, dass Triptane zu jedem Zeitpunkt der Migräne eingenommen werden können, spricht doch einiges dafür, dass sie gleich zu Anfang des Anfalls am wirksamsten sind. Wenig Nutzen scheint es zu haben, ein solches Mittel bereits zu nehmen, wenn bei einer klassischen Migräne die Aura beginnt; am besten ist es, den Beginn der Kopfschmerzen abzupassen.

### Sumatriptan

Dieser älteste Serotonin-Agonist aus der Gruppe der Triptane ist in Tablettenform, als Nasenspray oder zum Spritzen mit einem Autoinjektor erhältlich. Sumatriptan darf nicht gleichzeitig mit Ergotamin, anderen Triptanen sowie gewissen Antidepressiva verwendet werden. Auch eine Sulfonamidallergie spricht gegen den Gebauch.

### Naratriptan

Dieses Mittel gibt es ausschließlich in Tablettenform. Eine zweite Dosis sollte nur dann eingenommen werden, wenn die Beschwerden durch die Erste vorübergehend beseitigt wurden. Naratriptan wirkt langsamer als Sumatriptan, hat aber weniger Nebenwirkungen. Auch hier spricht eine Sulfonamidallergie gegen die Anwendung sowie die Einnahme von Methysergid (siehe S. 68). Naratriptan darf nicht zur gleichen Zeit mit Ergotamin oder anderen Triptanen genommen werden.

### Rizatriptan

Die dritte Variante der Triptane ist in normaler Tablettenform erhältlich oder als Lutschtablette; die man im Mund zergehen lassen kann, falls der Brechreiz sehr stark ist; allerdings wirken die normalen Tabletten schneller. Auch im Fall von Rizatriptan sollte man nur dann eine zweite Dosis einnehmen, wenn die Erste zeitweilig Erfolg gezeigt hat. Rizatriptan darf nicht gleichzeitig mit Ergotamin, anderen Triptanen und gewissen Antidepressiva genommen werden.

### Zolmitriptan

Dieses Mittel gibt es nur in Tablettenform. Es hat den Vorteil, dass eine zweite Dosis erfolgreich sein kann, selbst wenn die Erste nicht die erwünschte Wirkung erbrachte. Zolmitriptan darf nicht gleichzeitig mit Ergotamin und anderen Triptanen eingenommen werden; eine niedrigere Dosis ist nötig, wenn zur Migräne-Vorbeugung oder zur Behandlung von Depressionen so genannte MAO-Hemmer verwendet werden. Gegen den Gebrauch sprechen Herzrhythmusstörungen wie das Wolff-Parkinson-White-Syndrom.

## Vorbeugung

Haben Sie oft Migräne und beeinträchtigt diese sowohl Ihren Arbeitsalltag als auch Ihre Freizeit sehr, so schlägt der Arzt Ihnen vermutlich vor, eine Zeit lang täglich ein

Medikament zur Vorbeugung einzunehmen. Ein solches prophylaktisch eingesetztes Mittel unterbricht die Serie der Anfälle und kann bewirken, dass diese auch nach Beendigung der Einnahme seltener und schwächer als vorher auftreten. Es ersetzt jedoch nicht die akute Behandlung; wenn sich also ein Anfall ankündigt, sollten Sie Ihre gewohnten Medikamente einnehmen.

Zur Migräne-Vorbeugung verwendet man eine ganze Reihe verschiedener Mittel; die Wichtigsten von Ihnen finden Sie in der Tabelle auf der nächsten Seite.

Allerdings wurden nur wenige der Präparate tatsächlich für diesen Zweck entwickelt. Wundern Sie sich also nicht, wenn der Arzt Ihnen ein Medikament verordnet, das eigentlich gegen Bluthochdruck oder Depressionen ist: Einige dieser Mittel sind sehr gut zur Migräne-Vorbeugung geeignet – auch wenn der Betreffende weder Bluthochdruck noch Depressionen hat.

Die Medikamente werden in der Regel gut vertragen. Fragen Sie Ihren Arzt aber trotzdem, welche Nebenwirkungen bei Ihrem Präparat auftreten können.

Wichtig ist, dass Sie etwas Geduld haben – viele brechen die Behandlung nämlich ab, bevor das Mittel überhaupt wirken kann. Nach etwa drei, vier Wochen sollten Sie eine Verbesserung spüren. Passiert nichts, so gehen Sie noch einmal zu Ihrem Arzt. Vielleicht muss nur die Dosis etwas verändert werden, vielleicht sollten Sie aber auch ein anderes Medikament versuchen.

Haben Sie aber das Gefühl, dass »die tägliche Tablette« für Sie nicht der richtige Weg für Sie ist, so sollten Sie gemeinsam mit Ihrem Arzt gleich nach möglichen Alternativen suchen – das ist viel besser, als ein Rezept in der Tasche zu haben, das Sie eigentlich gar nicht einlösen wollen.

## Medikamente zur Vorbeugung von Migräne-Anfällen

*Eine ganze Reihe von Mitteln werden zur Migräne-Vorbeugung eingesetzt. Sie alle haben natürlich mögliche Nebenwirkungen; lassen Sie sich darüber von Ihrem Arzt informieren.*

**AMITRIPTYLIN**

Wirkstoff zur Behandlung von Depressionen
*Dosis:* zu Beginn 10 mg jeden Abend; wenn nötig bis zu 75 mg
*mögliche Nebenwirkungen:* trockener Mund und Müdigkeit, vor allem in den ersten beiden Wochen

**BETABLOCKER**

Wirkstoffe u. a. Propranolol, Metoprolol; zur Behandlung von Bluthochdruck und Herzkrankheiten
*Dosis:* im Fall von Propranolol anfangs 10 mg dreimal täglich, wenn nötig nach zwei Wochen steigern
*mögliche Nebenwirkungen:* Müdigkeit, Antriebsarmut, Schlafstörungen

**CYPROHEPTADIN**

Antihistaminikum, Serotonin-Antagonist
*Dosis:* zunächst 4 mg jeden Abend
*mögliche Nebenwirkungen:* Müdigkeit, Benommenheit

**METHYSERGID**

Serotonin-Antagonist
Anwendung nur unter strengster ärztlicher Kontrolle

**PIZOTIFEN**

Serotonin-Antagonist, Antihistaminikum
*Dosis:* zunächst 0,5 mg jeden Abend
*mögliche Nebenwirkungen:* Müdigkeit, Appetitsteigerung, Gewichtszunahme

**VALPROINSÄURE**

Wirkstoff zur Behandlung von epileptischen Anfällen; nicht geeignet während der Schwangerschaft und bei Leberschäden
*Dosis:* zu Beginn 200 bis 250 mg zweimal täglich, wenn nötig steigern auf 400 bis 500 mg zweimal täglich
*mögliche Nebenwirkungen:* Übelkeit, Verdauungsstörungen, vorübergehender Haarausfall, Muskelzittern

## ANDERE BEHANDLUNGSGEBIETE

Die bisher besprochenen Medikamente können mit Erfolg auch bei anderen Formen als der gewöhnlichen bzw. der klassischen Migräne eingesetzt werden. Schwieriger ist es mit den Cluster-Kopfschmerzen (siehe S. 33–35). Sie sind extrem stark, halten aber oft nur eine relativ kurze Zeit an – jedenfalls zu kurz, als dass gewöhnliche Schmerzmittel ihre Wirkung entfalten könnten.

Jedoch hilft eine Injektion mit Sumatriptan bei etwa 70 Prozent der Cluster-Kopfschmerzanfälle. Auch kann zur Vorbeugung während einer Serie von Anfällen recht gut Ergotamin eingesetzt werden (zweimal täglich ein Milligramm). Alternativen der prophylaktischen Behandlung sind Prednison und Lithium. Alle genannten Mittel sind rezeptpflichtig, müssen also vom Arzt verschrieben werden. Sollte keines von ihnen helfen, so kann noch eine Inhalation mit reinem Sauerstoff versucht werden; eine Dosis von 7 Litern pro Minute bessert die Kopfschmerzen in etwa 80 Prozent der Fälle.

### KALZIUM-ANTAGONISTEN

Eigentlich dienen sie der Behandlung von Herz-Kreislauf-Erkrankungen, doch hat sich vor allem der Wirkstoff Flunarizin auch in der Migräne-Vorbeugung als wirksam erwiesen. Kalzium-Antagonisten werden meist nur dann verwendet, wenn kein anderes Mittel in Frage kommt.

### RHEUMAMITTEL

Nicht-steroidale Antirheumatika (NSAR) werden gewöhnlich nicht zur Migräne-Vorbeugung verwendet, nur ab und an bei »menstrueller Migräne«. Ihr Einsatz kann sinnvoll sein bei Kopfschmerzen, deren Ursache der häufige Gebrauch von Schmerzmitteln ist (siehe S. 79/80).

## WICHTIGES AUF EINEN BLICK

- Medikamente werden in zwei Bereichen eingesetzt: in der Vorbeugung der Migräne (Prophylaxe) und in der Linderung der Anfälle selbst.
- Alle Mittel zur akuten Behandlung sollten gleich zu Beginn des Anfalls eingenommen werden.
- Eine medikamentöse Migräne-Vorbeugung sollte ihre Wirkung nach spätestens drei bis vier Wochen zeigen.
- Tritt dann kein Verbesserung ein, so muss der Arzt möglicherweise die Dosis veränden oder aber ein anderes Medikament auswählen.
- Cluster-Kopfschmerzen können u. a. mit Sumatriptan, Ergotamin oder reinem Sauerstoff behandelt werden.

# Migräne-Behandlung ohne Medikamente

*Viele Betroffene suchen nach Alternativen zur medikamentösen Migräne-Behandlung. Methoden der körperlichen und seelischen Entspannung sind in diesem Zusammenhang ein wichtiges Thema.*

Nur einige der Behandlungen werden von den Krankenkassen bezahlt. Müssen Sie die Kosten selbst tragen, so sollten Sie vorab immer die Höhe des Honorars erfragen – und sich die Mühe eines Preisvergleichs machen.

## PHYSIOTHERAPIE

Unter diesem Namen werden Heilverfahren zusammengefasst, die mit physikalischen Mitteln wie Wärme, Kälte und Wasser, Druck, Bewegung und Elektrizität auf gestörte Funktionen des Körpers einwirken. Lassen Sie sich vom Arzt beraten, welche Methode in Ihrem Fall sinnvoll ist; vielleicht kann er Ihnen auch eine physiotherapeutische Praxis empfehlen.

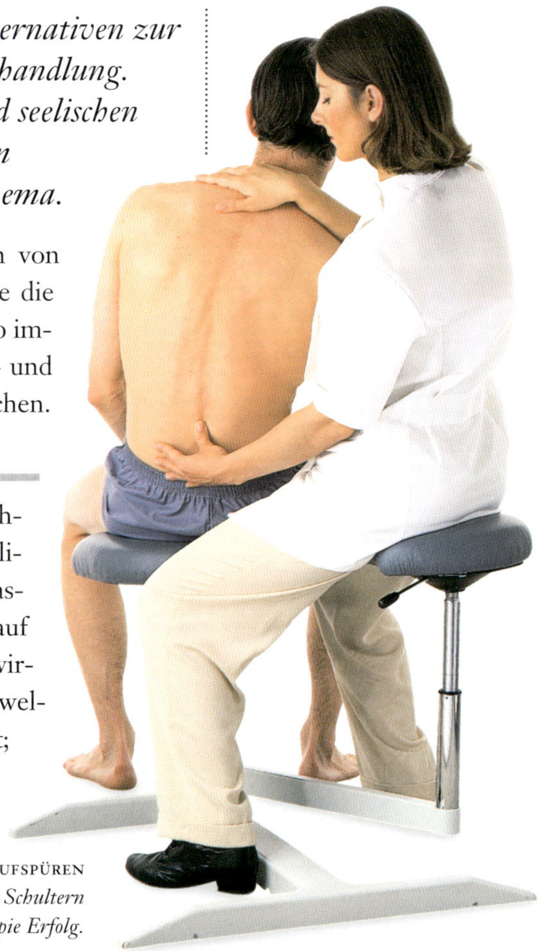

PROBLEMZONEN AUFSPÜREN
*Bei Störungen im Bereich von Nacken und Schultern verspricht eine Physiotherapie Erfolg.*

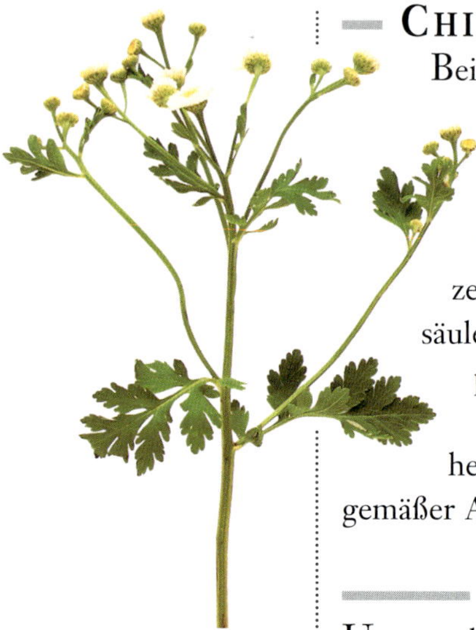

AUS DER NATUR
*Die Blätter des abgebildeten Mutterkrauts enthalten Wirkstoffe zur Migräne-Vorbeugung.*

## CHIROPRAKTIK & OSTEOPATHIE

Beiden Methoden geht es darum, Knochen und Gelenke durch spezielle Grifftechniken bzw. passive Bewegungen wieder in die richtige Position zu bringen, um so gesundheitliche Störungen zu beseitigen. Chiropraktiker konzentrieren sich dabei vor allem auf die Wirbelsäule. Unverzichtbar ist, dass der jeweilige Therapeut eine fundierte Ausbildung und viel Erfahrung hat, denn die Behandlung ist eine heikle Angelegenheit und kann bei unsachgemäßer Ausführung sehr viel mehr schaden als nützen.

## PFLANZENHEILMITTEL

Untersuchungen haben ergeben, dass sich das Mutterkraut gut zur Vorbeugung von Migräne eignet (mit lateinischem Namen Tanecetum parthenium). Seine Wirkstoffe sind als Tabletten oder Tropfen erhältlich, man kann aber auch die frischen Blätter der Pflanze verwenden. Meist reichen vier Blätter oder 200 Milligramm täglich aus; eine spürbare Besserung tritt allerdings erst nach etwa sechs Wochen ein. Zu den möglichen Nebenwirkungen gehören Reizungen der Mundschleimhaut, Magenschmerzen und gelegentlich geschwollene Lippen. Während Schwangerschaft und Stillzeit sollte Mutterkraut nicht eingesetzt werden.

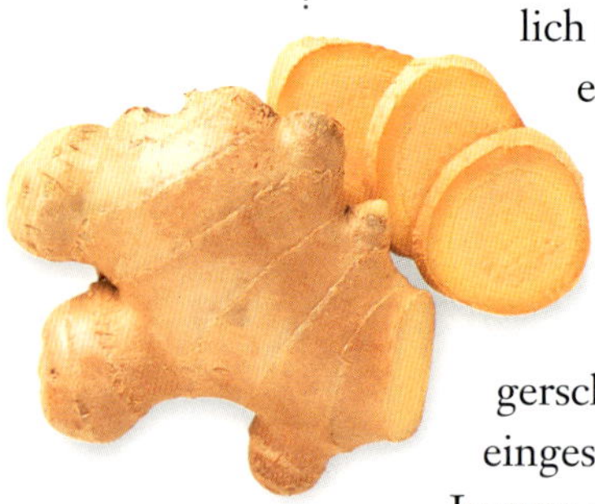

INGWER ALS ARZNEI
*Die knollige Wurzel hat sich in der Pflanzenheilkunde gegen Übelkeit bewährt.*

Ingwer und Pfefferminze helfen gegen die Übelkeit während des Migräne-Anfalls und wirken sich positiv auf das Verdauungssystem aus. Wenn Sie Schläfen und Stirn mehrmals in gewissem zeitlichen Abstand mit Lavendelöl einreiben, können Sie die Schmerzen lindern.

## AKUPUNKTUR & AKUPRESSUR

In welcher Weise die chinesische Akupunktur auf die Migräne einwirkt, kann man mit westlichen Methoden nicht erklären. Auf jeden Fall hilft sie einem Teil der Betroffenen. Eingesetzt werden kann Akupunktur sowohl in der Vorbeugung als auch in der Akutbehandlung.

Akupressur können Sie nach Anleitung durch einen Therapeuten auch selbst durchführen: Mit den Fingerspitzen machen Sie eine sanfte Druckmassage spezieller Punkte an Stirn, Schläfen und Nacken.

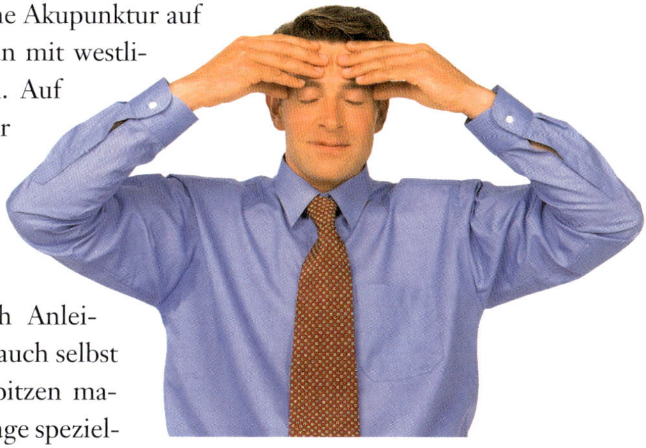

AKUPRESSUR
*Gezielter Druck mit den Fingerspitzen, etwa wie hier auf die Schläfen, kann gegen die Kopfschmerzen helfen.*

## HOMÖOPATHIE

Das Prinzip der Homöopathie ist, dass ein Heilmittel, um Wirkung zu zeigen, eine ähnliche Erkrankung hervorrufen können muss wie diejenige, die es kurieren soll. Verwendet werden zu diesem Zweck pflanzliche, tierische und mineralische Stoffe in starker Verdünnung (Potenzierung).

Die Auswahl hängt von den genauen Beschwerden, aber auch von der Persönlichkeit des Betroffenen ab. Zwei Menschen mit der gleichen Erkrankung bekommen also nicht unbedingt das gleiche Mittel.

Wichtig ist, dass der Arzt oder Heilpraktiker, der Sie behandelt, eine fundierte Ausbildung in klassischer Homöopathie hat.

### Sinnvolle Hilfen gegen Migräne

- Physiotherapie
- Chiropraktik und Osteopathie
- Pflanzenheilmittel
- Akupunktur und Akupressur
- Homöopathie
- Psychotherapie
- Massage und Aromatherapie
- Yoga
- Alexander-Technik

## PSYCHOTHERAPIE

Jeder Mensch hat im Leben Probleme, aber nicht jeder wird allein damit fertig. Mit Hilfe eines Psychotherapeuten können Schwierigkeiten jedoch »ins Visier« genommen und allmählich bewältigt werden. Da Migräne durch emotionale Belastungen und Ängste begünstigt wird, kann eine solche Behandlung durchaus sinnvoll sein.

## MASSAGE & AROMATHERAPIE

Ein gutes Mittel zum Abbau von Muskelverspannungen, aber auch zur seelischen Entspannung ist die Massage. Wird sie regelmäßig durchgeführt, so senkt sie den »Stresspegel« erheblich und wirkt damit auch der Migräne entgegen. Besonders wirkungsvoll kann die Kombination von Massage und Aromatherapie sein; die ätherische Öle werden meist als Massageöl verwendet.

## YOGA

Ziel der Übungen ist es, eine harmonische Einheit von Körper, Geist und Seele zu erreichen. Verspannungen werden durch spezielle Körperstellungen und bewusstes Atmen gelöst. Yoga-Schulen, Gesundheitszentren und Volkshochschulen bieten zahlreiche Kurse an.

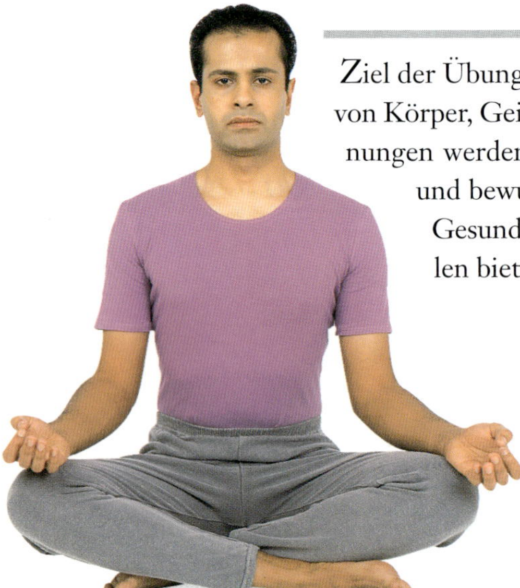

ZUR RUHE KOMMEN
*Auch regelmäßige Yoga-Übungen können die Migräne bessern.*

## Alexander-Technik

Grundgedanke dieser Methode ist, dass die »Ausrichtung« des Körpers Einfluss auf die Gesundheit hat. Deshalb sollen schädliche Haltungs- und Bewegungsmuster »verlernt« werden; besonderes Augenmerk wird auf das Verhältnis zwischen Kopf und Wirbelsäule gelegt. Die Behandlung kommt besonders bei Verspannungen der Nacken- und Schultermuskulatur in Frage.

## Wichtiges auf einen Blick

- Fast 70 Prozent der Migräne-Kranken probieren auch andere Wege aus als die übliche medikamentöse Behandlung.
- Sinnvoll sind Methoden, die von außen auf den Körper einwirken (Physiotherapie, Chiropraktik, Osteopathie, Akupunktur, Akupressur, Massage, Alexander-Technik), Homöopathie, Heilpflanzen, Yoga und Psychotherapie.
- Nur in einigen Fällen zahlen die Krankenkassen.

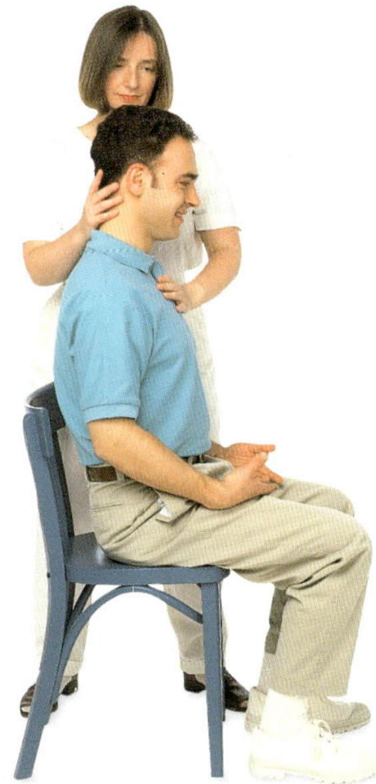

Alexander-Technik
*Sie lernen beispielsweise, zu sitzen und dabei die Muskeln von Nacken und Schultern möglichst wenig anzuspannen.*

# Andere Arten von Kopfschmerzen

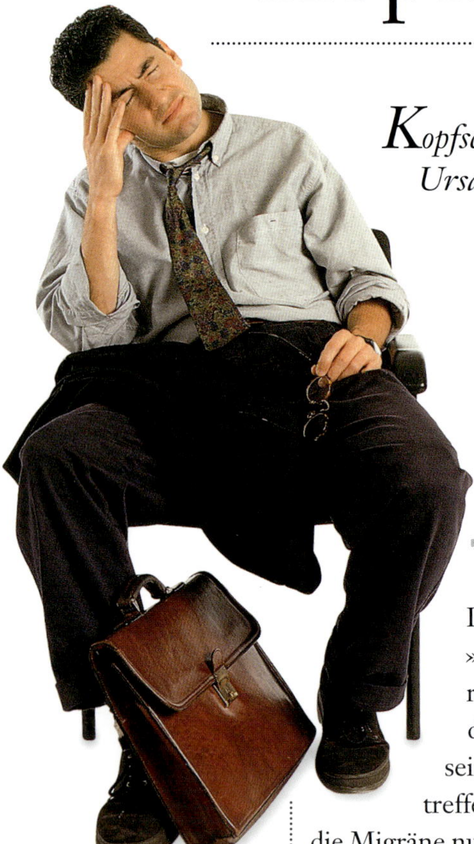

*Kopfschmerzen können eine Vielzahl von Ursachen haben. Dazu gehören Stress, Augenprobleme, regelmäßiger Gebrauch von Schmerzmitteln, Bluthochdruck und ein Schleudertrauma. Nur sehr selten liegt eine so schwere Erkrankung wie ein Hirntumor zugrunde.*

## SEELISCHE URSACHEN

Sie lassen sich in etwa als ein Gefühl von Druck und Enge, eine den ganzen Kopf »umklammernde« Spannung charakterisieren, wobei Stärke, Häufigkeit und Dauer der Beschwerden völlig unterschiedlich sein können. Spannungskopfschmerzen betreffen den gesamten Schädel – nicht wie oft die Migräne nur eine Seite. In der chronischen Form sind sie schon beim Aufwachen da und halten den ganzen Tag an. Typisch ist ein Gefühl von Schwere; manche spüren auch eine Art starres Band um den Kopf. Zusätzlich zum dumpfen Dauerschmerz kann es an einer beliebigen Stelle zu stechenden »Schmerzspitzen« kommen.

DEN DRUCK SPÜREN *Spannungskopfschmerzen können durch Überarbeitung oder emotionale Belastungen ausgelöst werden.*

## Sitz der Spannungskopfschmerzen

Anders als die Beschwerden der Migräne, die oft nur eine Kopfseite betreffen, können sich Spannungskopfschmerzen über alle Teile des Schädels ausbreiten oder ihn wie ein Band »umschließen«.

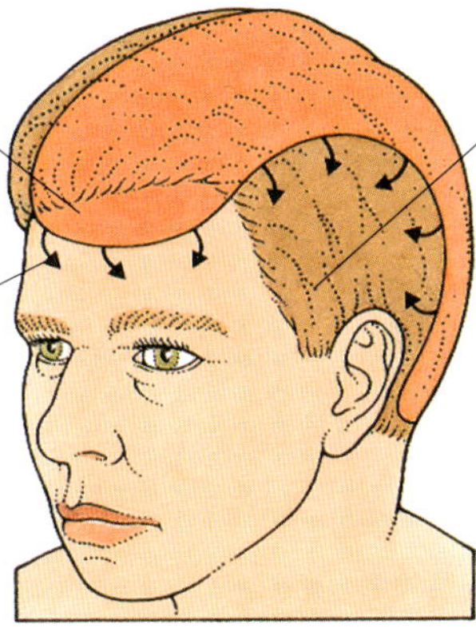


Möglicherweise melden sich bereits am frühen Morgen klopfende Schmerzen, die sich dann im Lauf der nächsten Stunden wie ein Helm über den gesamten Kopf legen. In leichteren Fällen treten Spannungskopfschmerzen nur während oder nach echten Stressmomenten auf, in schwereren Fällen machen sie sich bereits bemerkbar, wenn eine unangenehme Situation bevorsteht.

Es kommt zu keiner so extremen Lichtempfindlichkeit wie bei der Migräne, starke Helligkeit und Lichtreize werden jedoch auch hier meist gemieden.

Unter Umständen treten auch Konzentrationsstörungen auf, außerdem Ängste und depressive Verstimmungen. Viele Betroffene sind ständig angespannt: Sie beißen buchstäblich die Zähne zusammen, verkrampfen Schultern und Arme.

### MEDIZINISCHE HILFE

Spielen Ängste oder depressive Verstimmungen eine Rolle, so muss die Behandlung dort ansetzen. Die Einnahme größerer Schmerzmittelmengen sollten Sie unbedingt vermeiden, dies führt nur zu weiteren Problemen.

Ihr Hausarzt kann Ihnen ein leichtes Beruhigungsmittel verschreiben, dadurch vermindern sich Schwere und Häufigkeit der Kopfschmerzen. Doch sollten Sie ein solches Medikament wegen der Gefahr der Gewöhnung bzw. Abhängigkeit nur kurze Zeit einnehmen.

Außerdem ist Klarheit über die Ursachen der Kopfschmerzen ein wichtiger Teil der Behandlung: Wenn Sie sich Sorgen machen, dass die Beschwerden – die ja sehr stark sein können – Anzeichen einer ernsten Krankheit sind, so kann eine gründliche medizinische Untersuchung Ihnen diese Angst nehmen.

Der Arzt wird Ihnen allerdings auch erklären, dass Sie die Kopfschmerzen wahrscheinlich nicht völlig loswerden, jedoch die Zahl und Schwere der Anfälle erheblich vermindern können. Damit halten Sie Ihre Kopfschmerzen unter Kontrolle – und nicht umgekehrt.

## AUGENPROBLEME

Ist die Funktion der Augenmuskeln gestört oder die Sehkraft, so kann eine starke Beanspruchung der Augen zu Kopfschmerzen führen. Dann hilft meist eine Brille.

### SEH- ODER AUGENMUSKELSCHWÄCHE

Eine Fehlsichtigkeit oder eine Schwäche der Augenmuskeln können Kopfschmerzen verursachen, wenn die Augen überanstrengt werden, weil sie sich über lange Zeit auf den Nahbereich einstellen müssen, etwa vor dem Bildschirm, bei der Handarbeit oder beim Lesen.

Gewöhnlich machen sich ein Druckgefühl und Schmerzen bemerkbar, die um die Augen beginnen, langsam an Stärke zunehmen und dann zur Stirn und den Schläfen hin ausstrahlen. Manchmal verschwimmt auch die Sicht. Die Störung kann durch das Tragen einer Brille korrigiert werden; damit bessern sich auch die Kopfschmerzen.

### MANGELNDE KOORDINATION

Auch eine anhaltende Anspannung der Augenmuskeln ruft Kopfschmerzen hervor. Zu dieser kommt es, wenn die Fähigkeit der Augen gestört ist, einen gemeinsamen Punkt zu fixieren. Beschwerden treten ebenfalls auf, wenn der Blick sich auf den Nahbereich richtet.

Weniger wahrscheinlich ist, dass die Kopfschmerzen durch Überanstrengung gesunder Augen entstehen. Daher sollten Sie sich unbedingt vom Augenarzt untersuchen lassen und gegebenenfalls eine Brille tragen.

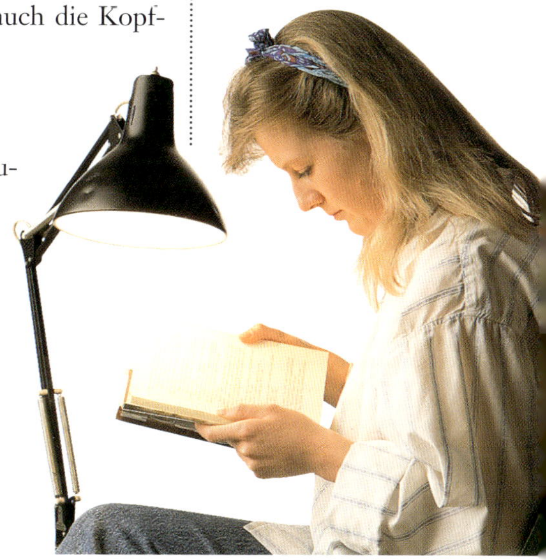

ÜBERANSTRENGUNG
*Wenn Sie Augenprobleme haben, können Sie beim Lesen leicht Kopfschmerzen bekommen – vor allem, wenn die Beleuchtung schlecht ist.*

## REGELMÄßIGE SCHMERZMITTEL

Immer deutlicher hat sich in den letzten Jahren gezeigt, dass die Einnahme zu vieler Medikamente mehr schadet als nützt. Dies gilt besonders für gewöhnliche Schmerzmittel: Wer regelmäßig an mehr als zwei bis drei Tagen die Woche Tabletten gegen seine Kopfschmerzen einnimmt, läuft Gefahr, dadurch echte Dauerkopfschmerzen zu bekommen. Die Rede ist hier vor allem von den »harmlosen« Mitteln, die es ohne Rezept in der Apotheke zu kaufen gibt; die meisten von ihnen enthalten Azetylsalizylsäure oder Paracetamol. Auf dem Beipackzettel ist zwar gewöhnlich die empfohlene Maximaldosis pro Tag angegeben, meist steht dort jedoch nicht mit aller Deutlichkeit, dass ein solches Präparat nicht ununterbrochen eingenommen werden darf.

Verwenden Sie regelmäßig Schmerzmittel, so helfen Ihnen diese nicht mehr, sondern können im Gegenteil der Grund der Kopfschmerzen sein. Der einzige Weg ist dann, mit den Tabletten aufzuhören.

Wenn der Arzt klar machen kann, dass die Kopfschmerzen durch die andauernden Schmerzmittel aufrecht erhalten werden und daher mit keiner anderen Behandlung zu bessern sind, dann sehen die Meisten ein, dass sie sich durch die Medikamente großen Schaden zufügen und verzichten in Zukunft darauf.

Auch spezielle Mittel gegen Migräne wie etwa Ergotamin führen bei regelmäßiger Einnahme zu Dauerkopfschmerzen. Abgesehen davon kann nicht oft genug betont werden, wie gefährlich es bei jedem Medikament ist, die empfohlene Maximaldosis zu überschreiten.

## Nebenhöhlen-Entzündung

Zu einer akuten Entzündung der Nasennebenhöhlen (Sinusitis) kommt es im Zuge einer Erkältung oder Grippe. Die Schmerzen sind neben der Nase bzw. an der Stirn besonders stark, strahlen von dort jedoch weit aus. Sie werden schlimmer, wenn man den Kopf schüttelt, sich vornüber beugt oder ruckartige Bewegungen macht. Auf jeden Fall sollten Sie bei diesen Beschwerden Ihren Hausarzt aufsuchen.

Unbestimmte Schmerzen an der Stirn, zwischen den Augen oder an der Nase werden oft als Zeichen einer chronischen Sinusitis gedeutet, doch ergibt die Untersuchung meist, dass keine Entzündung vorliegt.

## Entzündung der Nasennebenhöhlen

Auch eine akute Sinusitis kann zu Kopfschmerzen führen; am stärksten sind die Beschwerden dabei im Gebiet der Nebenhöhlen, das außerdem druckempfindlich und etwas geschwollen sein kann.

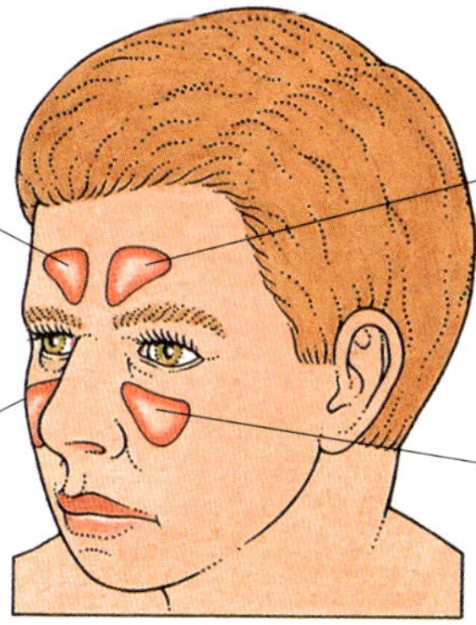


## KOPFVERLETZUNGEN

Selbst wenn der Kopf nur eine leichte Blessur davongetragen hat, können Kopfschmerzen auftreten. Diese vergehen jedoch nach wenigen Stunden bis Tagen wieder. Ist auch sonst nichts passiert, so sollte man sich doch ausruhen, am besten das Bett hüten, bis die Schmerzen vorbei sind. Möglich ist in diesem Fall die Einnahme von Schmerzmitteln wie Azetylsalizylsäure oder Paracetamol.

Handelt es sich um eine schwerere Verletzung, vielleicht verbunden mit Bewusstlosigkeit, so ist ein Arztbesuch nötig. Gelegentlich kommt es in dieser Situation zu einer gefährlichen Blutung im Kopf, deshalb kann auch ein kurzer Krankenhausaufenthalt zur Überwachung erforderlich sein. Anzeichen für eine Blutung sind ein langsamer Puls, Schläfrigkeit und schließlich Bewusstlosigkeit. Dann hilft in der Regel nur eine Operation.

## BLUTHOCHDRUCK

Ein leicht erhöhter Blutdruck ist relativ weit verbreitet und verursacht keine Kopfschmerzen, starker Bluthochdruck hingegen kommt durchaus als Grund in Frage. Wird er gesenkt, so bessern sich auch die Kopfschmerzen. Spürbar sind die Beschwerden meist am Hinterkopf als pulsierende, pochende Schmerzen, oft schon beim morgendlichen Aufwachen.

Viele, die erfahren, dass sie hohen Blutdruck haben, machen sich zunächst große Sorgen. Doch gibt es heutzutage sehr gute Behandlungsmöglichkeiten; diese Sicherheit, etwas Erholung und ausreichend Schlaf bessern die Kopfschmerzen dann oft schon.

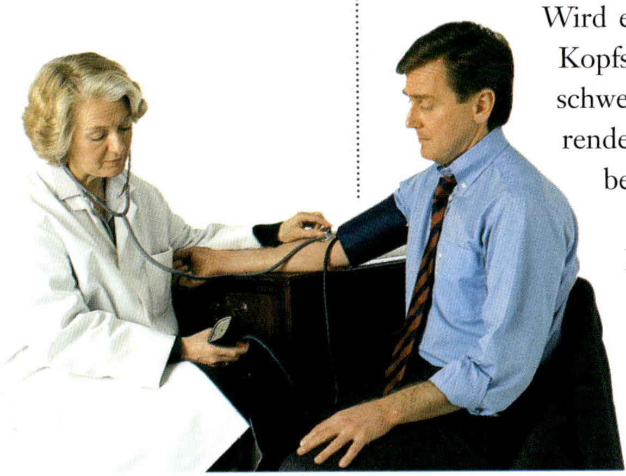

BLUTDRUCKMESSUNG
*Kopfschmerzen können auch durch stark erhöhten Blutdruck verursacht werden, verschwinden jedoch wieder, wenn dieser mit Hilfe von Medikamenten gesenkt wird.*

## SCHMERZURSPRUNG IM HALS

Bei den meisten Menschen über 40 sind im Röntgenbild gewisse Abnutzungserscheinungen an der Halswirbelsäule zu erkennen (in der Fachsprache Anzeichen einer Spondylose). In der Regel verursachen sie zwar keine Beschwerden, doch gelegentlich können Veränderungen im oberen Bereich der Halswirbelsäule zu Schmerzen im Nacken führen, die dann unter Umständen bis in den Hinterkopf ziehen.

Die häufigste Verletzung im Bereich der Halswirbelsäule ist das Schleudertrauma, typischerweise verursacht durch einen Auffahrunfall, bei welchem den Insassen des vorderen Wagens der Kopf erst ruckartig in den Nacken gerissen und dann nach vorn geschleudert wird. In den meisten Fällen ist nach dem Unfall erst einmal nur die ex-

## Wie es zum Schleudertrauma kommt

Die häufigste Ursache sind Auffahrunfälle: Der Stoß von hinten lässt den Kopf der Insassen im vorderen Auto zunächst zurückschnellen, dann fällt er ruckartig nach vorn. Beide Male werden die Bänder im Halsbereich extrem gedehnt.

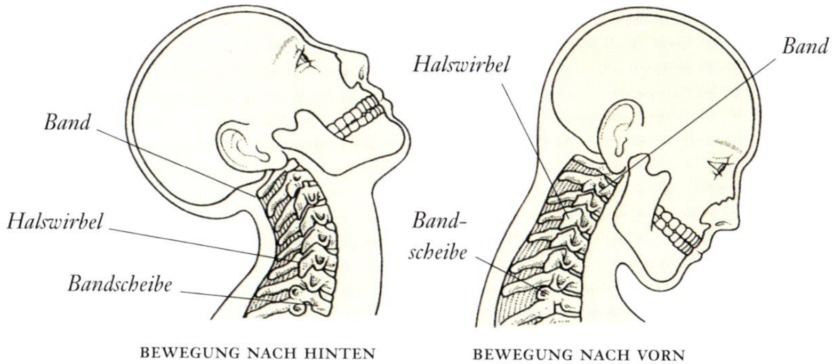


trem starke Beanspruchung des Halses zu spüren, dann setzen nach einigen Stunden oder sogar Tagen die charakteristischen Beschwerden des Schleudertraumas ein: Schmerzen im Nacken, die sich über den Hinterkopf ein- oder beidseitig bis zur Stirn hin ausbreiten. Sie werden gewöhnlich als dumpf und drückend beschrieben und verschlimmern sich durch plötzliche Bewegungen des Halses.

In der Regel klingen die Schmerzen nach einigen Tagen bis Wochen ab, manchmal bleiben sie jedoch bestehen, und das voll ausgeprägte Beschwerdebild des Schleudertraumas entwickelt sich. Die Kopfschmerzen sind nun stark und zu den weiteren möglichen Symptomen gehören Schwindel, Ohrgeräusche, Gedächtnisstörungen und Konzentrationsprobleme.

Die nötigen Untersuchungen nimmt ein Neurologe vor. Zur Behandlung gehören Schmerzmittel, eine Hals-

## Entzündung von Arterien

Bei der so genannten Arteriitis temporalis entzünden sich in vielen Fällen die Blutgefäße an einer oder auch beiden Schläfen. In diesem Gebiet sind dann auch die Kopfschmerzen besonders stark.

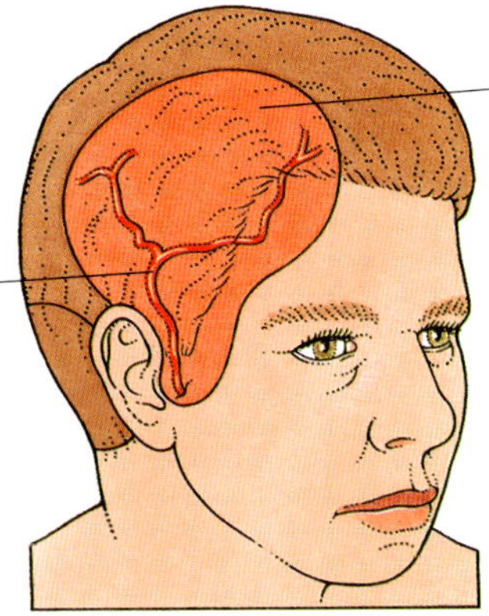


krawatte, Physiotherapie – und Erholung. Die Krawatte sollte nur solange getragen werden, wie die Schmerzen eine Ruhigstellung des Halses erfordern, denn zur endgültigen Gesundung kommt es erst, wenn die Halsmuskeln ihre normale Kraft wiedererlangt haben.

### ARTERIITIS TEMPORALIS

Es handelt sich hier um eine Entzündung, die vorrangig die Schläfenarterien betrifft, aber auch andere Blutgefäße am und im Kopf erfassen kann. Die Erkrankung tritt ab dem 50. Lebensjahr und vor allem bei Frauen auf. Sie beginnt meist mit Schmerzen an einer Schläfe; die Gefäße treten hervor und sind druckempfindlich; die Haut rötet sich. Die Betroffenen haben oft einseitige, möglicherweise aber auch beidseitige Kopfschmerzen, die bei den entzündeten Gefäßen am stärksten sind. Bisweilen kommt es auch zu Schmerzen in der Kaumuskulatur.

Innerhalb des Schädels befällt die Entzündung oft diejenigen Arterien, die das Auge versorgen. Es kann dann zur zeitweiligen oder aber endgültigen Erblindung kommen. Deshalb gilt: Gehen Sie bei oben beschriebenen Beschwerden sofort zum Hausarzt! Die Erkrankung spricht sehr gut auf Kortison an, durch das auch die Schmerzen bald nachlassen; eine längere Therapie mit einer dann niedrigeren Dosis kann allerdings nötig sein.

## ZEICHEN EINES HIRNTUMORS?

Viele, die Kopfschmerzen haben, machen sich Sorgen, dass diese von einem Hirntumor herrühren könnten. Das ist jedoch sehr unwahrscheinlich, da solche Geschwülste zum einen relativ selten sind, zum anderen weitere Beschwerden hervorrufen. Wenn sich bei Ihnen neben den Kopfschmerzen eine Lähmung bemerkbar macht oder Sie körperliche Missempfindungen haben, sollte Ihr Hausarzt Sie allerdings an einen Spezialisten überweisen.

## WICHTIGES AUF EINEN BLICK

- Neben Spannungskopfschmerzen gibt es Schmerzzustände im Kopfbereich u. a. infolge von Augenproblemen, häufigem Schmerzmittelgebrauch, Bluthochdruck, einer Nebenhöhlen-Entzündung oder einem Schleudertrauma.
- Die empfohlene Dosis eines Medikaments zu überschreiten ist immer riskant.
- Kopfschmerzen allein sprechen nicht für einen Hirntumor.

# Die Zukunft

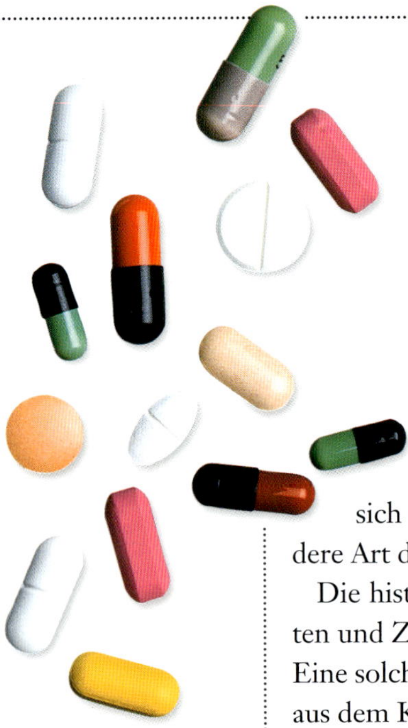

Neue Migränemittel
*Die Medikamente der Zukunft werden noch wirkungsvoller und besser verträglich sein.*

*Zwar war man sich schon im Altertum über das Beschwerdebild der Migräne klar, doch erst wir beginnen heute, die Zusammenhänge der Krankheit zu verstehen.*

Die älteste bekannte Schriftquelle, in der das Beschwerdebild der Migräne erwähnt wird, ist ein altägyptischer Papyrus. Dort findet sich eine magische Formel, die gegen diese besondere Art der einseitigen Kopfschmerzen helfen sollte.

Die historischen Therapieversuche reichen von Gebeten und Zaubersprüchen bis zur Eröffnung des Schädels. Eine solche Trepanation, bei der man eine kleine Scheibe aus dem Knochen herausschnitt, war vermutlich dazu da, die bösen Geister zu befreien, die die Beschwerden verursacht hatten. Schädelfunde zeigen, dass diese Operationen bereits in der Jungsteinzeit üblich waren – auch wenn man nicht weiß, welchem Zweck sie damals dienten. Noch im 17. Jahrhundert führte man Trepanationen durch, um hartnäckige Migräne-Fälle zu kurieren.

Allerdings konnten andere Methoden sicher größere Erfolge vorweisen. So rät etwa ein Rezept aus altägyptischer Zeit, sich ein aus Lehm geformtes Krokodil mit einem Leinenstreifen um den Kopf zu binden, der mit Götternamen beschriftet war. Der Druck dieses »Verbandes« mag die Kopfschmerzen durchaus gelindert haben.

## ZIELE DER FORSCHUNG

Die Pharma-Industrie beschäftigt sich heute mit der Entwicklung neuer, noch besserer Migränemittel. Zur Zeit steht dabei das Serotonin im Mittelpunkt des Interesses, doch ist es nur einer von vielen chemischen Botenstoffen im menschlichen Körper und entfaltet seine Wirkung nicht für sich allein: Dass zahlreiche Medikamente, die erfolgreich gegen Migräne eingesetzt werden, den Serotonin-Haushalt beeinflussen, heißt noch nicht, dass dieser Stoff wirklich der »Dreh- und Angelpunkt« des Geschehens ist. Andere chemische Substanzen mögen eine viel größere Rolle spielen.

Die Migräne muss noch viel weiter erforscht werden, denn bis heute steht man vor Rätseln: Viele Theorien können immer noch nicht hieb- und stichfest bewiesen werden, viele Fragen sind immer noch offen. Beispielsweise kann niemand sagen, wie und warum Migräne-Auslöser wirken, warum manche der Betroffenen eine Aura haben, warum so viele an Übelkeit leiden – alles Dinge, die die Migräne so sehr von einfachen Kopfschmerzen unterscheiden.

Das Wissen um die Entstehung der Beschwerden könnte im Idealfall den Weg eröffnen, die Migräne mit einem Minimum an Medikamenten zu behandeln.

## DEN GENEN AUF DER SPUR

Die Annahme, dass Migräne vererbt werden kann, ist nicht neu. Bei einer so häufigen Erkrankung fällt es allerdings auch nicht schwer, in der Familie jedes Betroffenen mindestens einen Verwandten zu finden, der ebenfalls Migräne hat – ohne dass dafür eine gemeinsame Erbanlage zwingend nötig ist. Eines der vielen Probleme, die sich der Genetik stellen, ist die sichere Diagnose. Wenn

FAMILIENSACHE
*Zwar tritt sie oft familiär gehäuft auf, doch ein »Migräne-Gen« hat man noch nicht gefunden.*

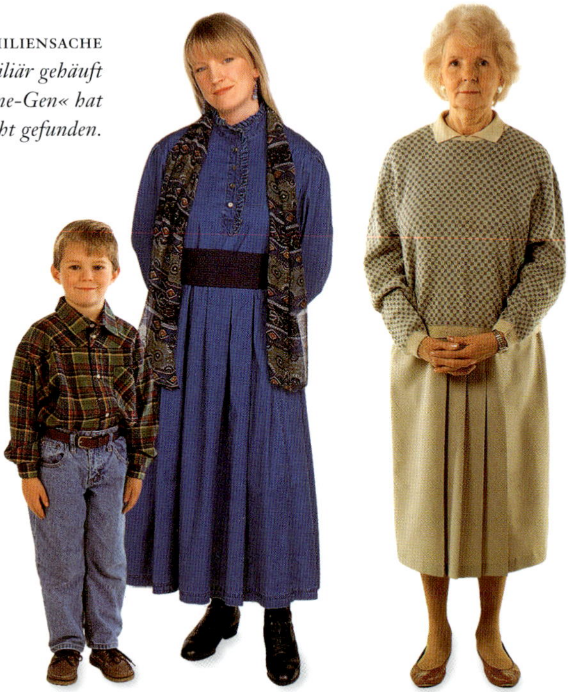

z. B. nicht alle erkrankten Mitglieder einer Familie herauszufinden sind – etwa weil ein oder zwei nur selten Anfälle bekommen und gar nicht wissen, dass sie Migräne haben – , dann beeinflusst das natürlich die Aussage jeder Untersuchung. Hinzukommt, dass Migräne offenbar durch das Zusammenwirken verschiedener Faktoren entsteht und nicht das Resultat einer einzigen Ursache ist.

Trotz dieser Schwierigkeiten ist das Interesse groß, ob es tatsächlich eine erbliche Basis für Migräne gibt. Einem Denkmodell zufolge könnte die Toleranzschwelle für die Auslöse-Faktoren der Migräne genetisch beeinflusst werden. Die neuesten Fortschritte der Forschung machen es theoretisch möglich, eine einzige Erbanlage für alle Formen der Migräne zu identifizieren.

## Ein Migränetest

Bislang existiert noch kein »Test« für Migräne: Die Diagnose des Arztes basiert allein auf den Auskünften des Betroffenen; weder gibt es organische Veränderungen als Anhaltspunkte noch Symptome zwischen den Anfällen.

Zwar reichen die Schilderungen der Beschwerden sowie eine allgemeine körperliche Untersuchung dem erfahrenen Arzt meist aus, um sich seiner Sache sicher zu sein. Aber eine Art Test wäre natürlich immer dann nützlich, wenn Zweifel über die Grund der Symptome bestehen und andere Ursachen unbedingt ausgeschlossen werden müssen. Um in solchen Fällen die Diagnose des Arztes zu stützen, beschäftigen sich Forscher mit der Entwicklung eines Testverfahrens, das jede Person, die unter Migräne leidet, ohne Ausnahme »erkennt«. In dem Moment, in dem man den Entstehungsmechanismus der Migräne besser versteht oder eine spezielle Erbanlage findet, könnte ein solches Verfahren Wirklichkeit werden.

## Neue Perspektiven

Der vielleicht größte Fortschritt der letzten Jahrzehnte ist, dass sich die Einstellung gegenüber der Migräne verändert hat. Heute weiß man: Sie ist keine »neurotische Anwandlung«, sondern eine körperlichen Störung, die mit messbaren Veränderungen einhergeht. Außerdem hat erstmals die moderne Wissenschaft das Beschwerdebild der Migräne konkret formuliert und damit dem Leiden vieler einen – gemeinsamen – Namen gegeben.

Auch wenn bislang keine Heilung möglich ist, so gibt es doch viele Wege, die Migräne beherrschbar zu machen – mit oder ohne Medikamente. Seit den Zeiten, in denen Gebete und Zaubersprüche die einzigen »Therapie-Angebote« waren, hat die Medizin einen weiten Weg zurückgelegt. Doch die größten Chancen, die Migräne zu meistern, liegen beim Betroffenen selbst, denn Dank der zunehmenden Erforschung der Krankheit ist auch das Wissen um Selbsthilfe-Maßnahmen enorm gewachsen.

Von großem Wert für alle Beteiligten wäre darüber hinaus eine wirklich genaue Orientierung über die Verbreitung der Migräne. Voraussetzung dafür wäre allerdings eine noch präzisere Definition des vielgestaltigen Krankheitsbildes. Mit deren Hilfe könnten alle Betroffenen ihre Beschwerden als Migräne »identifizieren« – und wären in der Lage, etwas dagegen zu tun.

## WICHTIGES AUF EINEN BLICK

- Die Pharma-Industrie beschäftigt sich ständig mit der Entwicklung neuer, noch besserer Migränemittel.
- Theoretisch erlaubt es die heutige Forschung, eine spezielle Erbanlage für Migräne zu identifizieren.
- Wissenschaftler versuchen, ein Testverfahren zu erarbeiten, mit dem man absolut sicher bestimmen kann, ob eine Person an Migräne leidet.

# Fragen und Antworten

**Meine erste Migräne hatte ich mit 25; muss ich jetzt damit rechnen, den Rest meines Lebens Anfälle zu bekommen?**
Nein, wahrscheinlich nicht. Migräne ist vor allem für jüngere Menschen ein Problem, der erste Anfall tritt oft schon vor dem 20. Lebensjahr auf. Eine Studie hat gezeigt, dass diejenigen, die in speziellen Einrichtungen für Migräne-Kranke Hilfe suchen, im Durchschnitt 38 Jahre alt sind. Meist wird die Migräne im mittleren Lebensabschnitt besser und verschwindet dann unter Umständen ganz. Nur bei einem kleinen Teil bleibt sie bis ins höhere Alter.
Warum die Migräne leichter wird, weiß man letztlich nicht, aber es gibt einige Theorien. Eine besagt, dass der Stress im mittleren Alter geringer wird – womit ja ein Auslöse-Faktor der Anfälle zurückträte. Eine andere führt die Sache darauf zurück, dass sich bei Frauen nach der Menopause die Hormone stabilisieren und es keinen monatlichen Abfall der Östrogene mehr gibt – auch dies ein bedeutender Migräne-Faktor. Ein dritte Theorie geht davon aus, dass die Blutgefäße nicht mehr ohne weiteres auf die körpereigenen Botenstoffe reagieren, sich also nicht mehr so stark zusammenziehen bzw. weiten – wie dies beim Migräne-Anfall der Fall ist.

**Kann man sich beim Sonnenbaden Kopfschmerzen holen?**
Sicher, besonders nach einem längeren Aufenthalt in der Sonne treten möglicherweise Kopfschmerzen auf; manche Menschen können sogar nur ganz kurze Zeit unbeschadet (ohne Hut) in der Sonne bleiben. Gefährlicher aber ist die Überwärmung, zu der es bei langer Hitze-Einwirkung kommen kann, wenn man zu wenig trinkt bzw. viel Flüssigkeit durch Schwitzen verliert. Anzeichen hierfür sind sehr starke Kopfschmerzen und eine hohe Körpertemperatur.

**Ich habe gehört, Sex kann Kopfschmerzen auslösen. Ist das richtig?**

Ja, Kopfschmerzen nach dem Geschlechtsverkehr sind durchaus möglich und der Medizin kein unbekanntes Phänomen.

Glücklicherweise liegt den Kopfschmerzen nur sehr selten eine ernstere Ursache zu Grunde, aber sie sind natürlich in jedem Fall extrem unangenehm. Einige wenige Menschen haben diese Beschwerden regelmäßig beim Geschlechtsverkehr, andere bekommen völlig unvorhergesehen irgendwann einmal eine Kopfschmerzattacke, dann passiert – vielleicht für viele Jahre – wieder nichts.

Die Schmerzen setzen heftig und ohne Vorwarnung ein, und zwar genau dann, wenn der Orgasmus erreicht ist. Hufeisenförmig legen sie sich um den Hinterkopf und sind in den ersten 5 bis 15 Minuten gewöhnlich sehr stark, danach können sie unter Umständen schon wieder verschwinden. Manchmal bleibt allerdings ein dumpfes Schmerzgefühl bis zu 24 Stunden bestehen. Vor allem verkrampfte Muskeln im Nackenbereich kommen als Ursache in Frage – doch sollte man unbedingt den Arzt aufsuchen, um die Sache genau abzuklären.

**Können künstliches Licht und Bildschirmgeräte Kopfschmerzen verursachen?**

In der Regel ist künstliches Licht nicht so gut wie natürliches; und wenn nicht genug oder nicht die richtigen Lichtquellen vorhanden sind, kann dies zu Kopfschmerzen führen – wohl vor allem wegen der Überanstrengung der Augen. Leuchtstoffröhren geben meist ein recht gutes Licht, können aber flimmern, wenn sie nicht richtig funktionieren; auch dies verursacht bei empfindlichen Menschen Beschwerden. Außerdem kann Flackerlicht (wie in der Diskothek) Kopfschmerzen auslösen.

Auch Menschen, die am Bildschirm arbeiten, klagen des öfteren über Kopfschmerzen. Grund dafür ist zum einen, dass sie lange Zeit ohne Unterbrechung auf eine helle Fläche schauen müssen, zum anderen die starre Körperhaltung. Daher ist es wichtig, Pausen einzulegen (Experten empfehlen alle 20 Minuten), in denen man sich etwas bewegt und den Nacken lockert.

# Wichtige Adressen

## BEHANDLUNG BEIM SPEZIALISTEN

Vor allem in vielen größeren Städten gibt es in den Kliniken bereits eigene (Kopf)Schmerzambulanzen bzw. Schmerzzentren. Auch eine Reihe niedergelassene Ärzte und Psychologen haben sich besonders auf die Behandlung von Schmerzpatienten eingestellt. Adressen erhalten Sie bei den nachfolgend genannten Organisationen.

## INFORMIEREN SIE SICH!

**Deutsche Migräne- und Kopfschmerzgesellschaft e.V. (DMKG)**
Tel.: 09 41/9 41 30 70
Fax: 09 41/9 41 30 75
Bezirksklinikum Regensburg
Dr. Arne May
Universitätsstraße 81
93053 Regensburg
Hier bekommen Sie aktuelles Informationsmaterial (auch aus Fachpublikationen) über Ursachen und begünstigende Faktoren der Beschwerden, über Möglichkeiten der Behandlung und sinnvolle Selbsthilfemaßnahmen. Außerdem kann man Ihnen Adressen von spezialisierten Ärzten bzw. Einrichtungen in der Nähe Ihres Wohnortes nennen.

**Deutsche Schmerzhilfe e.V.**
Tel.: 0 41 42/81 04 34
Fax: 0 41 42/81 04 35
Sietwende 20
21720 Grünendeich
Wenn Sie sich den Schmerz-Fragebogen der Organisation schicken lassen und beantworten, so wird dieser gegen einen Unkostenbeitrag von DM 20,– bearbeitet, zwei passende Schmerztherapeuten in Ihrer Nähe ausgewählt und Ihnen die Adressen mitgeteilt. Gegen eine geringe Schutzgebühr können Sie auch ein Migräne-Tagebuch für Kinder und einen Kopfschmerzkalender für Erwachsene bekommen. Darüber hinaus gibt die Schmerzhilfe eine Zeitschrift heraus.

**Deutsche Schmerzliga e.V.**
Tel.: 07 00/3 75 37 53 75
Fax: 07 00/37 53 75 38
Hainstraße 2
61476 Kronberg
Hier erhalten Sie ein Verzeichnis mit Schmerzambulanzen, Schmerztherapeuten und Selbsthilfegruppen, Bücher und Infoblätter auch speziell zu Kopfschmerzen und Migräne; außerdem gibt die Schmerzliga eine Zeitschrift heraus.

# Register

# Danksagung und Bildnachweis


## DANKSAGUNG

Der Verlag Dorling Kindersley dankt den folgenden Personen und Organisationen für ihre Mitarbeit an diesem Buch:

**Editorial** Nicola Munro; **Gestaltung** Adam Powers; **DTP** Rachel Symons; **Fachberatung** Dr. Sue Davidson; **Administration** Christopher Gordon.

St. John Ambulance, St. Andrew's Ambulance Organisation, British Red Cross.

**Grafiken** Philip Wilson (S. 31, 77, 81 und 84) ; **Bildrecherche** Angela Anderson; **Bildarchiv** Charlotte Oster.

## BILDNACHWEIS

Der Verlag Dorling Kindersley dankt den nachfolgend Genannten für die freundliche Erlaubnis zur Abbildung ihres Bildmaterials. Sollten trotz der intensiven Bemühungen, alle Rechteinhaber korrekt zu ermitteln, Fehler unterlaufen sein, so bittet der Verlag, diese zu entschuldigen. Selbstverständlich ist in der nächsten Auflage des Buches eine Ergänzung bzw. Korrektur des Bildnachweises möglich.

**Sally und Richard Greenhill** S. 12; **Pictor Uniphoto** S. 26; **Derek Robinson, Migraine Society** S. 33, 57; **Science Photo Library** (Department of Nuclear Medicine/Charing Cross Hospital) S. 35.